AF464827

ANALYSE

ET VERTUS

DES EAUX MINÉRALES

DU FOREZ

ET DE

QUELQUES *AUTRES* SOURCES.

Par M. RICHARD DE LA PRADE, Conſeiller - Médecin ordinaire du Roi, de l'Académie des Sciences, Belles-Lettres & Arts de Lyon, &c.

Ille Pater rerum qui ſæcula dividit aſtris,
Telluri medicas fundere juſſit opes. Claudian.

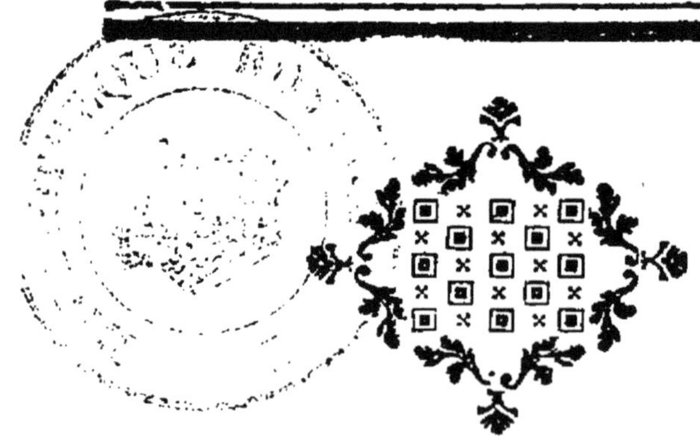

A LYON,

Au dépens des Aſſociés. 1778.

AVANT-PROPOS.

DEPUIS le XV siécle, époque de la renaiſſance des Lettres en Europe, la nature a créé des grands Hommes dans tous les genres ; que de progrès n'a-t-on pas fait dans les Mathématiques, la Chymie, l'Aſtronomie, la Phyſique, l'Hiſtoire naturelle, &c ? Toutes ces ſciences ont été portées au point de perfection dont elles étaient ſuſceptibles : mais, oſons l'avouer parmi tant de découvertes, les plus utiles ont été ſouvent les plus tardives : on peut mettre dans cette claſſe la connaiſſance des Eaux minérales. L'Hiſtoire nous apprend que la ſuperſtition a élevé des Temples à des divinités, qu'on croyait préſider à la vertu miraculeuſe de certaines Eaux ; des monumens de l'ancienne Rome atteſtent en tous lieux la confiance qu'on avait en ce reméde, d'autant meilleur qu'il eſt préparé par la nature : mais le peuple ignorant, attribuait plus la guériſon des maladies aux faveurs des prétendues déesses tutelaires des fontaines, qu'aux principes minéraux qui entraient dans la composition des Eaux. Les idoles furent renversées lorsque les hommes commencerent à s'éclairer; les Médecins qui se trouverent au voisinage des sources, entreprirent leur Examen, & publierent ce qu'ils avaient observés. Plus instruits dans l'art de guérir, qu'initiés dans les mystères de la Chymie, la plupart ne nous ont laissé que des analyses informes; mais nous devons quelque gré à leur zèle, puisque leurs efforts n'ont pas été inutiles.

Quoique quelques hommes se fussent déja distingués en France, en Allemagne & en Angleterre, dans l'examen des Eaux minérales, cette branche de l'Histoire naturelle étoit presque encore dans son berçeau, lorsque MM. Venelet, Bayen, Chymistes éclairés & exacts observateurs, furent chargés par le Gouvernement d'analyser toutes les Eaux minérales du Royaume. Leur travail a été interrompu pendant 15 ans par des raisons qu'il est inutile de détailler ici. M. Venel est rentré dans la même carrière en 1773. Personne n'ignore que ce ſavant Profeſſeur a juſtifié la confiance que le Miniſtere avait en ſes talens ; il a atteint le but en ouvrant la carrière. Les deux Mémoires qu'il a donné ſur les Eaux de Selters, inſérés dans le *deuxieme volume des ſavans étrangers*, ſont regardés comme deux chefs-d'œuvre : tout dans cette production décéle un génie vraiment créateur. Il a ravi à la nature un ſecret qui avait échappé à l'habileté des *Duclos*, des *Hoffman* & des *Boulduc* ; on voit aſſez que je veux parler de cet eſprit qui eſt ſi commun dans les Eaux minérales nommées improprement Acidules, que quelques-uns ont regardé comme un Vitriol volatil, d'autres un Acide ſulfureux volatil ; & que pluſieurs enfin ont déſigné par le nom *d'Eſprit volatil éthéré minéral* : M. Venel a démontré que ce n'était que de l'air combiné avec l'Eau. Tous les Chymiſtes éclairés de la France & ceux des Nations étrangeres, ont adoptés cette doctrine, & ont fait à cet égard de nouvelles expériences qui l'a confirment. M. Raulin, de la ſociété Royale de Londres, Inſpecteur général des Eaux minérales du Royaume, eſt le ſeul qui l'aye combattue. Sectateur d'Hoffman en Chymie, & son émule dans la Médecine pratique, ce savant a voulu faire revivre dans les Eaux gaseuses, l'Hypotèse de *l'Esprit volatil éthéré minéral*, à l'exclusion de l'air combiné des Chymistes de nos jours.

Dans le premier volume de son traité analytique, M. Raulin a attaqué M. Venel avec beaucoup de force; il débute dans le second volume du même ouvrage, par refuter quelques preuves que j'avais données dans mes analyses des Eaux minérales du Forez, en faveur de la doctrine aërienne. Un anonyme dans le Journal de Physique du mois de Septembre 1774, & M. Roux, (*a*) dans le Journal de Mede-

(*a*) Les gens de Lettres devraient être moderés dans leur critique; si les personnalités étaient entierement bannies des ouvrages polémiques, si on ne cherchait qu'à découvrir la vérité; & qu'on le fit avec ce ton de décence qui sied si bien à ceux qui sont nés pour éclairer leurs semblables: les Sciences & les Savans en seraient bien plus respectées. La Lettre de M. Roux à M. Raulin, sur les Eaux minérales, est écrite avec tant d'aigreur, qu'elle ne fera pas des imitateurs, au moins parmi ceux qui conaissent les égards qu'ils doivent aux Auteurs qui consacrent leurs veilles à l'utilité publique.

cine du mois d'Avril 1775, ont suffisamment défendus M. Venel, pour me croire dispensé d'entrer en lice avec M. Raulin sur tous les points qu'il a contesté. Je me bornerai a répondre aux objections personnelles qu'il m'a faites. M. Raulin ne peut me savoir mauvais gré de n'être pas de son avis; j'admire les talens d'un écrivain à qui la renommée a déja assigné une des premieres places parmi les Médecins Philosophes qui ont le plus reculé les bornes de l'Art de guérir. Ses ouvrages m'ont éclairé; je dois d'ailleurs de la reconnaissance à M. Raulin : mais l'estime & la reconnaissance doivent-elles l'emporter sur la vérité? La qualité éssentielle d'un Auteur, est de sacrifier l'intérêt & l'amour-propre à la vérité, de soutenir ses opinions selon ses lumiéres, se retracter si on lui démontre son erreur; mais persister dans son sentiment s'il le croit le meilleur. Toutes les fois que des considérations humaines le feront agir différamment, il ne doit plus avoir droit sur l'estime publique. Si tous les hommes ne travaillaient que d'après ces préceptes, l'esprit humain y gagnerait beaucoup; les disputes littéraires deviendraient plus rares, la masse des lumieres grossirait journellement ; & les rayons qui réfléchiraient sur chaque individu, le rendraient plus heureux en l'éclairant davantage. Si je suis dans l'erreur, j'y suis de bonne foi, & cette erreur m'est commune avec beaucoup de savans dont je respecte les opinions : voici les raisons sur lesquelles je me fonde pour donner la préférence au systême de l'air.

Si les Eaux gaseuses étaient imprégnées d'un *esprit volatil éthéré minéral*, ce principe se manifesterait par quelqu'endroit. Il est de la nature de tous les esprits quels qu'ils soient, d'avoir de l'odeur & de la saveur ; l'être volatil qu'on retire des Eaux spiritueuses, est exemt de ces deux qualités : il ne differe donc point de l'air. Lorsqu'on agite une bouteille remplie à moitié ou aux deux tiers d'une Eau aérée, si le principe qui s'en dégage, était la vapeur des substances minérales dont l'Eau s'est chargée dans son passage, le sens de l'odorat nous ferait juger de quelle nature est cette vapeur, & à quelle substance minérale elle appartient ; mais cet organe est insuffisant à cet égard. Ce principe retenu dans la vessie, ne nous annonce que de l'air, puisqu'il est parfaitement insipide & inodore (*a*).

M. Raulin prétend que l'expérience de la secousse & celle de la vessie, ne favorisent en rien l'hypotèse de l'air surabondant; que les phénomènes que ces deux expériences présentent, sont les effets de la vapeur des Eaux; que l'air qui se trouve parmi ces vapeurs leur est propre, où il fait une partie de celui qui était naturel aux Eaux, & qui s'est dégagé de son concours par l'action du fluide élastique éthéré minéral, qui en s'échappant des Eaux, a fait éffort du centre à la circonférence, & en a favorisé l'évaporation.

(*a*) Un anonyme dans le Journal Encyclop. du 15 Juillet 1775, prétend que les partisans de l'air fixe, se contredisent entre eux, parce qu'ils ont donné diférentes dénominations à cet être volatil qu'on trouve dans les Eaux minérales. Que Vanhelmont lui ait donné le nom de *Gas Silvestre*, *Meyer*, celui *d'Acidum Pingue*, Hoffman & M. Raulin, *d'esprit volatil éthéré minéral*, MM. Venel & Prietzley, d'air fixe ou fixé, *que M. Guyton-de-Morvau ait cru que ce n'était autre chose que le phlogistique*; cela ne détruit pas les expériences de M. Venel qui a démontré l'existence de l'air fixe dans les Eaux de Seltz.

Lorſqu'on plonge une bouteille dans un bain Marie pour faire dégager le fluide élaſtique contenu dans l'Eau minérale, la chaleur fait évaporer, à la vérité, quelques parties aqueuſes avec l'air; mais dès qu'on laiſſe refroidir la veſſie, & que le ſouffle qu'on a retenu par le moyen d'une ligature, s'eſt remis en équilibre avec la température de l'Atmoſphère, les vapeurs aqueuſes ſe condenſent, & ſe ſéparent par leur peſanteur du fluide élaſtique qui occupe le reſte de l'eſpace. Le volume de ce fluide eſt quelquefois de plus de ſix pouces cubiques par livre d'Eau, ainſi que dans les Eaux de Seltz, de Spa, de Buſſan en Lorraine, de Sehwalbac, de Sail ſous-Couſan, &c. Un eſprit éthéré quelconque, fournirait-il un pareil volume par la ſecouſſe à froid ou par la chaleur du bain Marie. Par l'appareil pneumatique de M. Prietzley, dont je me ſuis ſervi dans l'analyſe des Eaux de la ſource la Marquiſe de Vals; j'ai obtenu un fluide preſque ſans vapeurs; en traverſant un canal de cuir de trois pieds de longeur, l'air ſe dépouille de ſon humidité & parvient dans la veſſie exemt de ſubſtances hétérogénes, puiſque la ſenſibilité de l'œil n'en eſt point affectée, & puiſque l'odorat le plus exquis, ne peut rien diſtinguer qui reſſemble à un eſprit éthéré minéral.

Les Eaux gaſeuſes ne ſont pas les ſeuls fluides où on trouve beaucoup d'air. Si on diſtile le ſang humain, on en retirera 33 fois ſon volume d'air fixe. Les parties les plus dures du corps comme le calcul humain, les cornes des animaux, en donnent beaucoup plus que les fluides. Les écailles d'huitres en rendent un ſixiéme de leur poids, les cornes de cerf un ſeptiéme, le calcul de la veſſie urinaire 645 fois ſon volume, ou plus de la moitié de ſon (*a*) poids. Le ſucre peut auſſi être compté parmi les ſubſtances qui contiennent beaucoup d'air, lorſqu'on en fait diſſoudre dans du caffé chaud; l'air qui s'en dégage, imite aſſez les jets pétillans des Eaux minérales.

L'expérience a prouvé que l'air augmentait la ſaveur des corps; M. Deſaguilliers (*b*) a obſervé que lorſqu'on avait pompé l'air de la biére,

(*a*) Hales ſtatique des végéteaux.
(*b*) Deſaguilliers Phiſiq. exper.

elle perdait entierement ſon goût.

J'ai dit dans mon analyſe des Eaux de Couſan : " que les alcalis avaient la » propriété de précipiter la partie colo- » rante du vin en s'uniſſant à l'acide » tartareux ; mais qu'il fallait le con- » cours d'une ſurabondance d'air pour » que ce phénomène arrivat ſur le » champ, que l'altération qu'ils occa- » ſionnaient au vin était bien faible » lorſque l'Eau avait été dépouillée » d'air par la ſecouſſe ». (c)

M. Raulin admet toujours pour cauſe de ce phénomène les parties alcalines volatiles éthérées des Eaux, & non le concours d'une ſurabondance d'air. Ce que nous avons dit plus haut, démontre aſſez la non exiſtence d'un eſprit minéral. Si M. Venel n'avoit pas ſuffiſamment établi la doctrine de l'air ſurabondant dans ſon examen des Eaux de Seltz, on pourrait renvoyer ceux qui ne ſont pas entierement convaincus, aux excellentes analyſes des Eaux de Pougnes & de Langeac, faites par M. Coſtel, Apoticaire de Paris. Cet habile Chymiſte a ſoumis le fluide élaſtique de

(c) Raulin traité analyt. Des Eaux min. tom. 2.

ces

ces Eaux à l'épreuve de la teinture de plusieurs végétaux, & à celle de quelques réactifs tirés du régne minéral, qui auraient certainement subi quelque altération par ce principe, s'il avait été l'esprit de la Mine. M. Costel a conclu avec fondement d'après les ingénieuses expériences qu'il a faites sur les Eaux de Pougnes & de Langeac, que le fluide élastique qu'on en obtient par le moyen des vaisseaux Pneumatiques, n'était autre chose qu'un *air fixe ou fixé, dont l'état de fixité n'est qu'accidentel, & si peu permanent qu'il est toujours prêt a recouvrer son ressort & son élasticité* (a).

Le second objet de la critique de M. Raulin, est l'article suivant. « L'Eau de l'Hôpital de Montbrison » rougit à la source la teinture de » tournesol ; elle ne produit pas le » même changement lorsqu'elle a été » exposée quelque tems à l'air libre ; » il y a dabord lieu de soupçonner » quelque acide dégagé & volatil ; » mais c'est l'air qui y fait la fonction » d'acide ». (b).

C'est toujours, selon M. Raulin,

(a) Traité analyt. des Eaux min. t. 2. p. 73.
(b) *Ibidem* p. 12.

« un principe volatil éthéré minéral
» qui change en rouge la teinture de
» tournesol ; si le même changement
» n'arrive pas lorsque l'Eau a été
» exposée quelque tems à l'air libre,
» c'est que l'esprit de la mine s'est
» dissipé par l'évaporation ».

La source de l'Hôpital de Montbrison est alcaline ; si l'esprit de la mine alcaline produisait quelque altération à la teinture de tournesol, il la changerait en violet. Les acides seuls ont la propriété de rougir les teintures bleues des végétaux ; ce n'est donc pas l'esprit de la mine alcaline qui a produit cet effet.

Mais comment l'air peut-il dans les Eaux minérales faire la fonction d'acide ? Comment un fluide homogéne, peut-il communiquer une vertu qu'il ne paraît pas avoir de sa nature ? M. Prietzley paraît avoir resolu ce qui à été regardé jusqu'ici comme un problême parmi les chymistes. Par le secours du feu électrique, il a séparé l'acide de l'air commun : voici le procédé qu'il suit.

Il prend un tube de verre d'une ligne environ de diamétre ; à une de ses extrémités, bouchée & scellée avec de la cire d'espagne, est placé un fil de métal. On remplit presque entierement ce tube avec la teinture de tournesol ou de violettes ; on a soin cependant de laisser dans ce tube une portion d'air commun, l'espace d'environ un pouce ou de trois quarts de pouce de longueur, & on met l'autre bout dans un vase rempli de la même teinture, pour que celle du tube ne tombe pas.

Après avoir disposé cet appareil très-simple, on reçoit des étincelles d'une machine électrique sur le fil de métal qui traverse la teinture du tube. Au bout de quelque tems, on voit que cette teinture prend une couleur rougeatre, & que parvenue à un certain point, cette couleur n'augmente plus. Si l'on renouvelle l'air, cette couleur rougeatre augmente. Si l'on renouvelle seulement la teinture sans renouveller l'air, la teinture ne change pas du tout : (*a*) c'est donc à l'air seul dans cette expérience, & non à un esprit alcalin, qu'on doit attribuer le changement de couleur de la teinture de tournesol.

(*a*) Observ. sur la Physique, sur l'Hist. natu. & sur les Arts, &c. par M. l'Abbé Rosier, tom. 3, art. 9.

L'air qui s'éleve dés Brasseries, acquiert toutes les propriétés des Eaux gaseuses. Ces Eaux factices, outre la propriété de rougir la teinture de tournesol, ont aussi celle de dissoudre le fer. M. Bergmann d'Upsal, & M. Hey, ont observé que la teinture de tournesol rougie par cet air fixe, reprenait sa couleur bleue lorsqu'elle restait exposée à l'air de l'atmosphère. Plusieurs insectes, ainsi que quelques végétaux, périssent dans cet air (*a*).

J'ai dit que les serpens & les grenouilles périssaient en très-peu de tems dans les fontaines de St. Alban ; j'en ai conclu que nos corps mouraient à défaut d'air, & que le même effet pouvait arriver si nous étions plongés dans un milieu surchargé d'air (*b*).

M. Raulin convient que tous les animaux meurent dans le vuide & dans une atmosphère, dont l'air est trop raréfié ; c'est une vérité reconnue par tous les Physiciens ; mais il nie qu'un accident pareil soit arrivé dans un milieu surchargé d'air ; il ne conçoit même pas qu'un milieu libre puisse

(*a*) Exper. & observ. sur différentes espéces d'air, par M. J. Prietzley.

(*b*) Traité analyt. des Eaux min. t. 2, p. 14.

être surchargé d'un air atmosphérique.

« On sait, dit ce Savant, qu'il y a
» des exhalaisons minérales, qui étant
» répandues dans l'atmosphère, di-
» minuent l'élasticité de l'air, & le
» rendent moins propre à la respira-
» tion ; il est même de ces exhalai-
» sons qui détruisent son élasticité :
» dans ce cas, les animaux périssent
» subitement; dans l'autre, ils languis-
» sent, & enfin ils meurent. Tous
» ces accidens doivent être attribués
» au principe volatil (*a*) des Eaux
» minérales ; ils n'ont point de rap-
» port avec l'hypotèse de l'air sura-
» bondant. La mort des serpens &
» des grenouilles, dans les fontaines
» de St. Alban, est l'effet des exha-
» laisons volatiles & méphitiques,
» dont ces Eaux sont imbues, & non
» pas d'un air surabondant.

« Les vapeurs, les exhalaisons de la
» terre, des mines, des marais, &c.
» servent d'ingrédient à l'air de l'at-
» mosphère ; elles sont, selon leur na-
» ture, plus ou moins salutaires ou
» dangereuses aux animaux qui les

(*a*) Le principe volatil des Eaux minérales, est-il autre chose qne l'air surabondant ?

» respirent ; souvent elles influent » plus sur certaines espéces d'ani» maux que sur d'autres. Les scorpions » qui sont très-fréquens en Affrique, » meurent dès qu'ils touchent la terre » d'une Isle qui est près de Carthage ; » il y a une Isle dans l'Arabie où les » chiens meurent dès qu'on les y a » transportés : les cochons ne vivent » pas dans l'Arabie ; & si l'on descend » des liévres dans l'Isle d'Ithaque, » on les trou vebientôt morts sur le ri» vage. Il en est de même des poissons » & des insectes, l'orsqu'ils sont expo,, sés à des vapeurs atmosphériques ou ,, minérales contraires à leur nature.

,, Les végétaux ont également be,, soin d'une atmosphère propre à leur ,, espéce, autrement ils ne végétent ,, point, ne font que languir ou ils ,, périssent. Les cerisiers ne viennent ,, point en Égypte, ni le thym en ,, Arcadie ; ils périssent bientôt lors,, qu'on les y transplante. Il n'y a dans ,, l'Inde que la seule montagne Mero ,, où il naisse du liére. Ce déperisse,, ment des animaux & des végétaux, ,, dans des lieux qui ne sont point ,, propres à leur narure, pourrait-il ,, avoir pour cause un *milieu surchargé* ,, *d'air* ,, ?

Je ne nie point à M. Raulin que les vapeurs méphitiques des Eaux minérales ne puissent être cause, dans plusieurs sources, de la mort subite des serpens, des grenouilles, des poissons, &c. que les ouvriers qui sont employés aux travaux des mines ne soient souvent suffoqués par les vapeurs qui s'en exhalent : l'expérience ne prouve que trop la multiplicité de ces accidens. Les animaux & les végétaux périssent aussi dans des climats pour lesquels la nature ne les a point destinés ; mais je suis persuadé qu'une trop grande quantité d'air, peut produire le même effet que le défaut d'air. Les poissons périssent plus subitement dans la fontaine de Cousan, que dans celles de St. Alban ; parce que ces dernieres sont moins riches en fluide élastique. Dans quelques sources, le phlogistique du fer qui s'unit à l'air fixe, doit rendre cet air beaucoup plus pernicieux.

Si on enferme des oiseaux dans des vaisseaux qui contiennent de l'air qu'on a retiré des Eaux minérales, ces animaux périssent sur le champ ; c'est ce qui a fait conclure mal-à-propos à M. Guillaume Brownring, que l'air fixe des Eaux de Spa était un esprit méphitique.

Il dit dans les transactions philosophiques, art. 27, " qu'étant à Spa, il
,, remplit plusieurs bouteilles de cette
,, Eau ; il les ferma hermétiquement
,, dans l'espérance d'obtenir quelque
,, petite quantité de cet air, ou de
,, cet esprit qu'il supposait devoir se
,, détacher de l'Eau ; il fut trompé
,, dans son attente ; mais il ne se
,, rebuta pas. Il employa le secours
,, du feu, & il laissa pendant quatre
,, heures au bain Marie, une bouteille
,, remplie de cette même Eau, &
,, le gouleau couvert d'une vessie ; il
,, fut plus heureux, & obtint de cet
,, esprit méphitique, en raison de 8
,, à 20. Par une quatriéme expérience,
,, l'Auteur s'est convaincu qu'une
,, souris où un petit oiseau qui peut
,, vivre une heure enfermé dans un
,, cylindre de cinq pouces & demi
,, de hauteur, & de trois pouces &
,, demi de diamétre, & sans qu'on
,, renouvelle l'air, ne peut pas vivre
,, une seconde seulement dans ce
,, même cylindre, pour si peu qu'on
,, y ait mis de cet esprit méphiti-
,, que ,,.

L'esprit prétendu méphitique de M. Brownring, n'est autre chose que l'air ſurabondant, dont les Eaux de Spa ſont imprégnées.

Après avoir répondu à la critique de M. Raulin, je crois devoir dire un mot ſur l'objet de cet ouvrage.

Lorſqu'un Médecin veut exercer ſon Art avec ſuccès, il doit obſerver avec attention les maladies propres au climat qu'il habite, & rechercher les moyens de les prévenir & de les guérir. On peut regarder les fiévres intermitentes, les obſtructions des viſcéres, l'hydropiſie & le ſcorbut, comme les maladies endémiques de notre plaine. Si l'Auteur de la nature nous a placé dans un climat mal ſain, propre a nous procurer les maladies dont je viens de parler, il nous a auſſi fourni les ſecours néceſſaires pour nous en garantir; & ces ſecours ſont les Eaux minérales. En portant mes regards obſervateurs ſur tout ce qui pouvait concourir à la ſanté de mes concitoyens, j'ai été ſurpris du peu de célébrité d'un remede qui peut produire de ſi bons effets en pluſieurs occaſions. La Province de Forez eſt fertile en Eaux minérales; & je crois avoir bien mérité de l'humanité, en les ſortant de l'obſcurité où elles étaient plongées ; je me suis donné tous les mouvemens nécéssaires pour me mettre en état de connaître les principes qui les minéralisent. Je me suis transporté sur les lieux en différentes saisons, pour observer si les phénomènes étaient constamment les mêmes ; & j'ai répété mes expériences, lorsque les résultats ne m'ont pas paru conformes aux principes reçus. Je commencerai donc par parler de l'Eau en général, je dirai un mot sur les effets des bains de différentes Eaux sur la machine humaine ; je rapporterai les analyses chymiques des Eaux minérales du Forez ; j'en déduirai leur propriété médecinale d'après les substances qui entrent dans leur composition, & d'après les épreuves qu'on en a faites sur différens malades.

Je ne me flatte point d'avoir donné à cet ouvrage la perfection dont il est susceptible ; mais mon travail ne sera pas infructueux, si je puis exciter l'émulation de quelque Médecin assez ami de l'humanité, pour s'enfoncer dans la carrière que je viens d'ouvrir.

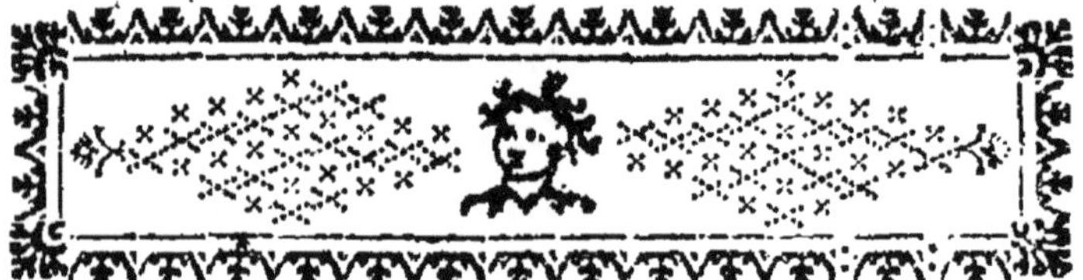

DE L'EAU EN GÉNÉRAL.

L'Eau eſt uu corps inſipide ſans odeur, ſans couleur, diaphane, volatil, qui a la proprieté de mouiller tout ce qu'il touche, & qui eſt ſuſceptible de raréfaction & de condenſation.

On voit que je ne parle ici que de l'Eau pure & élémentaire; car on en trouve rarement qui ſoit exemte de mélange.

Les Eaux ont différentes dénominations, ſelon les différens principes qui entrent dans leur compoſition. On appelle Eau commune, celle qui ſert ordinairement à nous déſaltérer, & cette Eau, quelque limpide qu'elle ſoit, tient toujours en diſſolution quelques ſubſtances hétérogénes. On déſigne par le nom d'Eau minérale, celle dont la ſaveur fait une impreſſion aſſez ſenſible ſur l'organe du goût ; pour indiquer la préſence de quelques corps minéraux. On peut diviſer l'Eau commune en Eau de riviere, de puits, de fontaine, de citerne, de lac, &c.

Les Eaux minérales ſont froides ou chaudes ; on leur donne le nom de ſalines, lorſque parmi les principes qui les minéraliſent, le ſel domine ; ſulphureuſes, lorſqu'elles ont un goût & une odeur de ſouffre (car les ſources qui tiennent du ſouffre en diſſolution, ſont très rares) ; on appelle ferrugineuſes, celles qui contiennent du fer en aſſez grande quantité, pour qu'il ſoit ſenſible au goût, & qu'on en obtienne par l'évaporation au moins un quart de grain par pinte.

Parmi les Eaux chaudes on diſtingue les ſulfureuſes, telles que celles de Barréges, d'Aix-la-Chapelle, &c. les Salines telles que celles de Balaruc.

Parmi les Eaux minérales froides qui ſont très-communes en France

&

& dans plusieurs autres Royaumes, il en est de spiritueuses. Les Eaux de cette classe forment des bulles & des jets pétillans; elles impriment sur l'organe du goût, une sensation vive & piquante, qui ressemble assez au montant du vin mousseux de Champagne.

Les principes constitutifs ordinaires des Eaux minérales, sont divers sels fixes; nommément l'alcali fixe appellé minéral ou *natrum* des anciens, quelquefois, mais très-rarement, l'alcali fixe végétal; le sel marin à base alcaline, le sel marin à base terreuse, le sel d'Epson ou de Sedlitz, du sel de Glauber, du fer nud ou une terre martiale, du vitriol martial, quelquefois du nitre & de l'alun; de l'air, du souffre & une légére imprégnation bitumineuse. On a encore compté parmi les principes des Eaux minérales, une terre subtile combinée immédiatement avec l'Eau ou avec quelques parties grasses; mais ces substances sont très-rares. On y trouve aussi communément un sel neutre qu'on appelle sélénite; des terres absorbantes calcaires, & des terres vitrifiables.

Parmi les Eaux minérales que la nature nous offre, il en est qui présentent des phénomènes assez singuliers ; en voici quelques exemples. (*a*).

On voit auprès de Padeborn, une source appellée *Méthorne*, d'où sortent trois ruisseaux différens. Il y en a deux, sur-tout, qui quoiqu'ils ne soient éloignés que d'environ un pied & demi, ont des qualités totalement contraires. L'Eau de l'un qui est claire, bleuatre, tiéde & bouillonnante, semble participer de l'arsenic, du sel ammoniac, de l'alun, du nitre, de l'ocre, du souffre & du vitriol. On s'en sert avec le plus grand succès contre l'épilepsie, les maux de rate & les vers. Celle de l'autre extrêmement froide, trouble, blanchâtre, plus pesante & d'un goût plus fort que la précédente, tient beaucoup du sel de cuisine, de l'arsenic, du fer & un peu de sel ammoniac, du vitriol & de l'alun. On prétend que tous les oiseaux qui boivent de cette

(*a*) *Je ne dissimulerai pas que je doute beaucoup de la certitude de l'existence des sources dont je vais parler ; mais je rapporte les faits tels que je les ai lus dans les Auteurs que je cite.*

Eau meurent dans l'inſtant. Pluſieurs Phyſiciens en ont donné a boire à des poules, après les avoir fait menger. Ils ont obſervé que toutes celles qui mangeaint de l'orge, de l'avoine ou du pain émié, ſont tombées en convulſion auſſi-tôt qu'elles ont eu bu de cette eau, & qu'elles ſont mortes preſque ſur le champ: mais celles à qui l'on avait fait avaler un peu de ſel commun, immédiatement après cette boiſſon, ont vécu un peu plus long-tems: d'autres qui avaient bu du vinaigre, ont été fort incommodées de la pepie, & ſont mortes au bout de ſept à huit jours. Les mêmes obſervateurs ayant ouvert toutes ces poules, ont trouvé qu'elles avaient les poumons & les entrailles retirés & ramaſſés. Cependant il eſt certain que pluſieurs perſonnes ont été guéries des vers, en avalant un peu de cette eau mêlée avec de l'eau commune. L'eau du troiſiéme ruiſſeau éloigné d'environ vingt pas des deux autres, eſt verdatre, claire, d'un goût acide & aſſez déſagréable: elle n'a ni la légéreté de la première, ni la peſanteur de la ſeſeconde; mais elle paraît tenir le milieu entre les deux, ce qui fait croire aux Physiciens dont nous avons parlé, que ce ruisseau se forme des mélanges des deux autres, qui viennent s'y réunir. Cette opinion est d'autant plus vraisemblable, que si l'on mêle une égale quantité de ces deux premieres eaux, qu'on y ajoute un peu d'eau de puits, & qu'on les remue toutes ensemble, on obtient, après les avoir laissé reposer, une eau qui a le même goût & la même couleur que celle du troisiéme ruisseau (*a*).

On trouve dans l'Islande trois sources chaudes, éloignées les unes des autres d'environ trente toises, & dans chacune desquelles l'eau bouillonne & s'élance alternativement. Quand la première a lancé de l'eau, celle du milieu en jette à son tour, & ensuite celle qui se trouve à l'extrêmité. La première recommence, la seconde continue, & ainsi toujours successivement dans le même ordre & la même régularité. Ces trois Fontaines sont dans un terrein uni & découvert. Il y en a deux où l'eau sort d'entre les crevasses, & pousse ses bouillons deux pieds plus haut que le terrein. L'autre

(*a*) Journal encyclop. prem. oct. 1773.

au contraire qui paraît être l'ouvrage de l'art, est pratiquée dans une roche fort dure, ressemblante à une cuve de Brasseur, & porte son eau à la hauteur de plus de huit pieds. Ces opérarions se font trois fois en un quart d'heure. Si l'on met de cette eau dans une bouteille sans la boucher, on l'en voit sortir par deux ou trois reprises, comme du vin de Champagne, au moment même où celle de la source éprouve son bouillonnement, ce qui continue jusqu'au refroidissement de l'eau; qui commence après la seconde ou troisiéme effervescence. Si l'on bouche la bouteille après l'avoir remplie, elle éclate en morceaux dès que la source se met à bouillonner. La source entraîne au fond tout ce qu'on y jette, même les matières les plus légères; mais lorsqu'elle commence à rejeter l'eau, elle lance avec elle sur les bords, à plusieurs pas de son ouverture, des pierres même qu'un homme aurait peine à lever. Ces pierres causent d'abord un grand bruit dans la source, mais bientôt elles cédent à la violence d'un bouillonnement; & malgré leur pesanteur, elles sont repoussées assez loin du bord. Ceux qui habitent près de ces Fontaines, y font cuire leurs alimens (*a*).

Il y a à Sienne une Fontaine appellée *Fonteblanda*, dont les Eaux passent pour avoir une vertu singulière; c'est une ancienne opinion que ceux qui en boivent entrent aussi-tôt dans une espéce de frénésie. Cette idée vient de recevoir de nouvelles forces d'un événement assez bisarre. Un Eléphant que des étrangers offraint à Sienne à la curiosité du public, fut conduit un soir à cette Fontaine dans les derniers jours du mois de Juillet. Ses conducteurs eurent beaucoup de peine à l'en arracher, après qu'il eut bu. Le lendemain il brisa sa chaîne, s'échappa & courut vers la Fontaine. Il fut arrêté par son conducteur, qui vint à bout de le ramener; mais il ne lui fut pas possible de lui faire faire de la journée ses exercices ordinaires, ni même de le monter, quoique jusques-là il eut été très-doux. Ce phénomène a fait une telle impression sur l'esprit du peuple, que probablement il ne reviendra pas

(*a*) Le voyageur Français, ou la connaissance de l'ancien & du nouveau monde, par M. l'Abbé de Laporte.

si-tôt de son opinion (*a*).

Cette source dont on parle ici, doit être une Eau minérale de la classe des spiritueuses. On sait que le fluide élastique picote, agace le systême des nerfs & qu'il enivre. Les bestiaux boivent de cette eau avec plaisir, à cause de l'impression agréable qu'elle fait sur le genre nerveux; c'est ce qui a attiré vers cette Fontaine l'Eléphant en question.

Je n'entrerai point ici dans le détail des moyens qu'il faut employer pour bien analyser une Eau minérale; les ouvrages de Boulduc, de MM. Monnet, Leroi, Venel & Raulin, instruiront suffisamment sur cet objet les jeunes Chymistes qui voudront s'élancer dans cette carrière.

Après avoir donné une idée générale sur les Eaux minérales, je crois devoir dire un mot sur les moyens de se procurer de la bonne Eau à Montbrison, & sur les effets que produisent les bains sur le corps humain, rélativement à leur degré de chaleur.

(*a*) *Journal de Politique & de Littérature, du 5 Août 1775.*

MOYENS de se procurer de la bonne Eau à Montbrison.

L'EAU que nous buvons à Montbrison, nous vient du ruisseau de Vizezy ; ce ruisseau prend sa source dans la montagne de la Bazane à trois lieues de Montbrison, & coule à travers des cailloux jusqu'à la Ville. Par l'analyse chymique de cette Eau, faite dans les grandes chaleurs, j'ai obtenu une terre absorbante calcaire, du sel de nitre en très-petite quantité, & un peu d'alcali minéral ; mais il faut évaporer beaucoup d'eau pour avoir ces deux derniers principes. Si cette Eau charrie avec elle beaucoup de substances hétérogènes, si elle se putréfie aisément en été dans les vaisseaux, si elle nous manque plusieurs mois de l'année, c'est la faute des Habitans & non celle de la nature. Quelques canaux de bois pourri s'en chargent à une très-petite distance de la Ville, une multitude d'insectes ronge l'intérieur de ces canaux, leurs excrêmens & les débris du bois carié, sont autant de cauſes qui concourent à en altérer la qualité. Il ne s'agirait pour purifier cette Eau, que de ſubſtituer au bois des canaux de plomb ou de terre cuite ; que le réſervoir fut plus éloigné ; qu'on empêchât de faire rouir le chanvre dans le ruiſſeau, & que les particuliers euſſent des fontaines bien ſablées. Il faudrait pour cela que les fontaines fuſſent plus hautes que celles qu'on a communément & qu'elles fuſſent à trois étages. Elles pourraient contenir deux filtres garnis d'un ſable bien pur, aſſez éloigné les uns des autres, afin que l'Eau filtrée ne pût pas communiquer avec celle qui eſt au-deſſus, parce que autrement elle reviendrait auſſi impure qu'auparavant. Quant à l'Eau des marais que boivent la plupart des gens de la campagne, on ne peut la rendre potable que par l'ébullition. Il eſt même de certaines Eaux qui ne ſe débarraſſent pas de toute leur terre par ce moyen. On ſait que celles qui ſont ſalées, n'abandonnent leur ſel que par la diſtillation : mais l'Eau diſtillée n'eſt jamais auſſi agréable au goût que l'Eau de Fontaine ou de Rivière ; car, comme je l'ai déja remarqué dans cet Ouvrage, l'air contribue beaucoup à la saveur des corps : on doit donc attribuer à l'absence de l'air fixe, le goût fade & désagréable qu'on éprouve en buvant de l'eau distillée.

DES BAINS.

LE bain est une immersion totale ou partielle du corps humain dans l'Eau. On divise les bains en froids, en frais, en tiédes & en chauds.

On appelle bain froid, celui dont l'Eau n'est éloignée du terme de la glace que de dix à douze degrés au thermométre de M. de Réaumur.

Le bain frais, celui qui fait monter la liqueur depuis le douziéme degré jusqu'au vingt-sixiéme ou vingt-septiéme.

Depuis le vingt-septiéme jusqu'au trente-deuxiéme degré, le bain peut être appellé tiéde.

On donne le nom de bain chaud à celui qui fera élever la liqueur depuis le trente-deuxiéme jusqu'au quarante-deuxiéme degré.

Pour connaître les effets du bain sur la machine humaine, M. Maret (a)

(a) *Mémoire sur la manière d'agir des bains*

a pris des bandelettes de peau qu'il a plongé dans l'eau ſous toutes les températures ; il a obſervé qu'elles ſe raccourciſſaient au terme de la glace, & même à un degré au-deſſus, mais que leur peſanteur augmentait. Elles s'alongeaint depuis le douziéme degré de chaleur juſqu'au trente-troiſiéme, qui eſt celui de la chaleur animale. Mais dès que la température de l'Eau excédait le quarantiéme degré, les bandelettes ſe racourciſſaient, & perdaient de leur poids en raiſon de la chaleur de l'Eau. L'Auteur a ſubſtitué quelques portions de l'artère crurale aux bandelettes ; il les a ſoumiſes aux mêmes épreuves, & chaque expérience lui a donné des réſultats abſolument conformes à ceux qu'il avait eu en opérant ſur les bandelettes.

Chaque Peuple a ſes uſages particuliers pour prendre les bains. Les Habitans de la Ruſſie, depuis le Souverain juſqu'au dernier de ſes ſujets, uſent des bains deux fois par ſemaine. Ceux qui ont la moindre aiſance, ont chez eux un bain particulier, dans lequel le

d'eau douce & d'eau de Mer, &c. qui a remporté le prix de l'Académie de Bordeaux en 1767.

pere, la mere & les enfans se baignent quelquefois en même-tems. Le bas peuple va dans les bains publics; il y en a communément pour les hommes & pour les femmes. Les deux sexes sont séparés par des cloisons; mais ils sortent souvent tout nuds, & s'entretiennent ensemble de choses très-indifférentes; ils vont ensuite se jetter pêle mêle dans l'eau ou dans la neige. Dans les Hameaux pauvres, ils sont souvent tous ensemble dans le même bain. Les bains des riches ne différent de ceux du peuple que par une plus grande propreté. L'appartement des bains est tout en bois; il contient un poële, des cuves remplies d'eau, & une espéce d'amphitéatre. Le poële a deux ouvertures semblables à celles des fours ordinaires; la plus basse sert pour mettre le bois dans le poële, & la deuxiéme contient un amas de pierres soutenues par un grillage de fer: elles sont continuellement rouges.

En entrant dans le bain, on se munit d'une poignée de verges, d'un petit sceau de sept à huit pouces de diamétre, qu'on remplit d'eau, & l'on se place au premier ou au deuxiéme rang. Quoique la chaleur y soit beaucoup

moins

moins considérable que par-tout ailleurs, on est bientôt en sueur ; on renverse alors le seau d'eau sur sa tête, & après quelque intervalle, on en renverse un deuxiéme & un troisiéme. On monte ensuite plus haut, où l'on fait la même opération ; & enfin sur l'amphitéatre, où la chaleur est la plus forte. On s'y repose un quart d'heure, ou une demi-heure environ, & dans cette intervalle de tems on se répand plusieurs fois de l'eau tiede sur le corps. Un homme placé devant le poële, jette de tems en tems de l'eau sur les pierres rouges. Dans l'instant des tourbillons de vapeurs sortent avec bruit du poële, s'élevent jusqu'au plancher; & retombent sur l'amphitéatre sous la forme d'un nuage, qui porte ave lui une chaleur brûlante. C'est alors qu'on fait usage des verges, qu'on a rendues des plus souples, en les présentant à la vapeur au moment qu'elle sort du poële : on se couche sur l'amphitéatre, le voisin vous fouette sur toutes les parties du corps, & vous lui rendez ce même service un moment après. Les Russes demeurent quelquefois deux heures dans ces Bains, & recommencent à diverses reprises les mêmes opérations. Plusieurs se frottent le corps avec des oignons pour suer davantage. Ils sortent tout en sueur de ces Bains, & vont se rouler dans la neige par les froids les plus rigoureux, de sorte qu'ils éprouvent dans le même instant une chaleur de cinquante à soixante degrés, & un froid de plus de vingt degrés; cependant il ne leur arrive aucun accident. Au contraire cette alternative subite du froid & du chaud semble être le plus sûr préservatif contre les rhumatismes; car on ne connaît presque point en Russie cette maladie, & un grand nombre d'étrangers en ont été guéris radicalement par ces sortes de Bains (a).

Lorsque les Moscovites veulent se baigner, ils chauffent un four à l'ordinaire, & quand la chaleur est un peu abbatue, cinq ou six Moscovites, plus ou moins s'y glissent & s'y étendent tout de leur long, après quoi on ferme la porte sur eux, de manière qu'ils peuvent à peine respirer: lorsque la

(a) *Extrait du voyage en Sibérie. Journal Enciclop. du mois de Février 1769. L'Abbé Chappe d'Autéroche ajoute qu'en Russie la flagellation anime les passions, en donnant de l'activité aux fluides & du ressort aux organes.*

chaleur leur est devenue insupportable, ils sortent pour prendre le frais, & y rentrent ensuite ; ils recommencent jusqu'à ce qu'ils soient presqu'entièrement rôtis : ils en sortent enfin rouges comme des écrevisses, & se jettent dans la riviere ; ou, ce qu'ils aiment encore mieux, ils se couvrent entièrement de neige, & demeurent ainsi enveloppés plus ou moins de tems, selon la maladie (*a*).

Personne n'ignore l'usage journalier que les Orientaux font des Bains. Les femmes Turques qui ménent une vie très-sédentaire, y passent plusieurs heures de suite ; & y font leur toilette. On attribue leur fécondité à ce remede, & la superstition leur en fait une loi. La Réligion les dispense d'aller faire leur prière à la Mosquée ; mais elles ne peuvent se dispenser, sous quelque prétexte que ce soit, de prendre le bain, & de faire baigner avec elles leurs enfans (*b*).

Les Grecs, les Juifs, les Armeniens, en usent aussi très-fréquamment;

(*a*) *Journal Encyclop. du mois de Janvier* 1767.

(*b*) *Voyez le Dictionnaire Encyclopédique, au mot Ablution.*

leurs femmes, de même que celles des Turcs, ne font tresser leurs cheveux que dans les Bains, & elles font la même cérémonie à leurs enfans. On fait à Constantinople un abus de ce remède, tandis qu'en France nous ne l'employons pas assez.

Du Bain Froid.

Selon le rapport de Pline, Musa, Médecin de l'Empereur Auguste, fut le premier qui mit les Bains froids en crédit ; on ne se servait avant lui que de Bains chauds. Auguste ayant été guéri d'une dangereuse maladie par l'usage des Bains froids, ne contribua pas peu à les faire adopter. Musa qui les lui avait conseillé, outre les grandes largesses qui lui furent faites par l'Empereur & par le Sénat, obtint le privilége de porter un anneau d'or, honneur qu'on n'accordait qu'à des personnes de la première distinction, & qui devint ensuite commun pour tous ceux de sa profession, & on lui fit élever une statue d'airin, qu'on plaça à côté de celle d'Esculape (a).

(a) *Dictionnaire de Médecine, art. Bain.*

En entrant dans le Bain froid, le corps éprouve une sensation désagréable, des frissons, des trémoussemens, des mouvemens convulsifs annoncent le mal-aise de la machine; une constriction des vaisseaux cutanés, fait refluer les liquides de la circonférence au centre; la pression de l'eau concourt avec sa froideur à ralentir la circulation du dedans au déhors. Le visage pâlit, le pouls devient rare, faible, languissant & irrégulier. La force centrifuge du cœur lute en vain contre les obstacles qu'elle trouve à pousser le sang dans les petits vaisseaux; le principe vital s'affaiblit, & s'anéantirait bientôt si le sujet ne sortait de cet état. Ce Bain, lorsqu'il n'est pris que pendant quelques minutes, est anti-septique, tempérant, analeptique & diurétique; mais il ne doit être conseillé qu'à des gens robustes & d'un tempéramment chaud. Il serait nuisible après l'usage du mariage, les grandes lassitudes, le vomissement & la purgation. Si l'on veut former des hommes vigoureux, on n'a qu'à les accoutumer dès l'enfance à l'usage des Bains froids. Ces sortes de Bains peuvent être pris dans toutes les saisons; lorsqu'on s'en est fait une habitude, mais principalement en hiver; c'est un moyen de se rendre insensible aux rigueurs du froid & à toutes les vicissitudes de l'air. Les Médecins qui considèrent les effets du Bain, rélativement aux climats, conseillent les Bains froids aux habitans du nord, les tiédes à ceux qui vivent sous un ciel tempéré, & les chauds à ceux du midi; dans ce cas, le corps ne passe pas d'un extrême à un autre, & l'équilibre entre les solides & les fluides est conservé.

Du Bain Frais.

Le Bain frais a quelque ressemblance par ses effets avec le Bain froid; le baigneur est un peu oppressé en y entrant, les fibres se resserrent, les liqueurs se condensent un peu, le visage pâlit, le pouls s'affaiblit, la tête éprouve souvent une légère douleur, sur-tout chez les personnes qui ont le genre nerveux, susceptible d'irritation; mais tous ces accidens diminuent lorsque les solides & les fluides commencent à se mettre en équilibre avec la température de l'Eau, la peau se relâche, la respiration devient plus aisée, la tête se débarrasse, le sujet urine copieusement, va à la selle, se sent frais; & le principe vital paraît jouir de cet état moyen qui constitue une bonne santé. Le Bain frais est rafraîchissant, diurétique & apéritif; on peut le regarder comme un spécifique dans les vapeurs, & dans toutes les maladies nerveuses. C'est un de ceux qu'on devrait le plus mettre en usage, soit pour la propreté, soit lorsque le dérangement des fonctions exige un pareil remede.

Du Bain tiéde.

En entrant dans le Bain tiéde, on n'éprouve pas les mêmes effets que ceux que nous avons décrits dans les deux Bains précédens. La respiration n'est pas gênée, le resserrement n'existe pas, la tête ne s'embarrasse pas. Les vaisseaux qui rampent à la surface du corps, se gonflent peu à peu, le pouls se ramollit; mais bat avec assez de force, & les pulsations deviennent de plus en plus fréquentes; le teint s'anime un peu, & le corps devient quelquefois moite. Les interstices du tissu cellulaire se remplissent, & la machine pèse beaucoup plus qu'avant l'immersion. A l'issue de ce Bain, on éprouve de la fraîcheur, de l'appétit, & toutes les fonctions se font à merveille. Le Bain tiéde pris pendant une heure ou une heure & demie, est apérif, sudorifique & diurétique. Si les glandes sont engorgées, si les fluides ne peuvent pas circuler librement, l'Eau tiéde brise les digues qu'elle rencontre. Les Montbrisonnais devraient les employer souvent dans les fiévres intermitentes ; il agirait aussi puissamment que les autres remédes qu'on administre en pareil cas.

Du Bain chaud.

Le Bain chaud est un de ceux dont on fait le moins d'usage ; on ne l'emploie ordinairement que dans les paralysies, les douleurs de rhumatisme, ou dans les cas de relâchement total : ce Bain serait dangéreux dans toute autre circonstance. On éprouve en y entrant une chaleur vive, le visage & la peau se colorent fortement ; les pulsations deviennent très-fréquentes, & les vaisseaux cutanés se gonflent; une sueur copieuse inonde le visage ; le pouls qui était d'abord très-élevé commence à s'affaiblir, il ne bat plus avec la même régularité; le baigneur sent des palpitations, des étourdissemens, quelquefois des tintemens d'oreilles, une soif brûlante le dévore, il devient inquiet, se tourmente & s'agite. Dès qu'il est hors du Bain, il transpire abondamment, se sent affaibli, & pése beaucoup moins que lorsqu'il y est entré, à cause de la déperdition considérable que l'eau chaude a occasionnée. L'irrégularité, la fréquence & l'élévation du pouls commencent à se dissiper, & reviennent insensiblement à l'état naturel.

DES BAINS DE VAPEURS.

Outre les Bains dont je viens de parler, il en est un cinquiéme usité en France, qu'on appelle Bain de vapeurs. Il consiste à exposer les malades aux vapeurs des Eaux thermales sur tout le corps, ou sur quelques-unes de ses parties; on en a pratiqué un de cette espéce à Balaruc; mais ces sortes de Bains sont ordinairement dangereux, parce que les chambres obscures qui servent d'étuve aux malades ne sont pas suffisamment aërées pour qu'ils puissent les supporter longtems ; (a) le peu d'air qu'on y respire a bientôt perdu son ressort & son élasticité. La chaleur de l'étuve de Balaruc ne fait monter la liqueur du thermometre de M. de Réaumur qu'au trente-un ou trente-deuxiéme degré ; les malades sont néanmoins bientôt couverts de sueur, & éprouvent les accidens les plus fâcheux. A quelle autre cause peut-on attribuer les maux de cœur, les défaillances qu'on y éprouve, qu'à un air dissous ? Nos corps supportent les Bains de vapeurs à un degré supérieur à celui des Bains aqueux. Les habitans de Pello prennent (b) durant l'hyver le Bain de vapeurs chaud au quarantiéme degré du thermometre de Réaumur, ce terme excéde de huit à neuf degrés, celui de Balaruc.

(a). *En visitant les Eaux & les Bains de Balaruc, un étudiant en Medecine qui m'accompagnait, entra avec moi dans la chambre obscure ; il y resta tout au plus deux minutes ; il se sentit faible, eut des tournemens de tête, & éprouva un mal-aise pendant deux ou trois jours.*

(b). *Voyage au Nord par les Academ. Français.*

Quelques Physiciens avaient observé que l'homme pouvait vivre dans un air plus chaud que celui de son corps, & y conserver même sa température particulière ; j'ai déja dit que les Russes chauffaient leurs Bains jusqu'au soixantiéme degré du thermometre de Réaumur ; le Docteur Fordyce a fait les expériences suivantes, afin d'éclaircir cet objet important ; j'ai crû devoir les rapporter ici (*b*).

Le Docteur Fordyce s'est procuré plusieurs chambres de plein-pied, dont la plus chaude a été échauffée par des tuyaux de chaleur pratiqués dans le plancher, en y versant encore de l'eau bouillante. La seconde chambre était échauffée par les mêmes tuyaux communiquans par le même plancher à la troisiéme. La première chambre était d'une forme circulaire, ayant dix ou douze pieds de diametre & de hauteur,

(*b*). *Les expériences du Docteur Fordyce, & de MM. Banks & Solander, sont contraires aux principes reçus concernant les effets de la chaleur sur le corps humain ; on ne saurait donc assez les faire connaître : quelques Physiciens peut-être les répéteront, & fixeront les opinions des Médecins sur une matière aussi importante.*

& couverte d'un dôme avec une petite fenêtre à ſon ſommet. La ſeconde & la troiſiéme chambre, étaient toutes deux quarrées, & avaient toutes deux un abat-jour. Il n'y avait point de cheminées dans ces chambres, ni aucun paſſage à l'air, excepté par les fentes de la porte. On plaça dans la première chambre trois thermometres, l'un dans la partie la plus chaude, l'autre dans la partie la plus fraîche, & le troiſiéme ſur la table, comme thermometre d'uſage, pour ſervir dans le cours de l'expérience. On avait d'ailleurs diſpoſé la table de manière a ne point nuire à l'action de l'air, ni aux procédés de l'obſervateur.

PREMIÈRE EXPÉRIENCE.

DAns la première chambre, la plus haute élévation du thermometre était à cent vingt degrés, la plus baſſe à cent dix (*a*). Dans la ſeconde chambre, la chaleur était de quatre-vingt dix à quatre-vingt cinq degrés.

(*a*). *Ce qui repond environ au cinquante-troiſiéme degré; diviſion de Réaumur.*

grés. Dans la troisiéme, la chaleur était modérée, tandis que l'air extérieur était au-dessous du point de congélation. Environ trois heures après le déjeûné, le Docteur Fordyce, ayant quitté dans la première chambte tous ses vêtemens, à l'exception de sa chemise, & ayant pour chaussure des sabots, ou plutôt des sandales attachées avec des lisières, entra dans la seconde chambre; il y demeura cinq minutes à 90 degrés de chaleur, & il y commença a suer modérément. Il entra alors dans la première chambre, & se tint dans la partie échauffée à cent-dix degrés. Au bout d'une demi minute sa chemise devint si humide, qu'il fut obligé de la quitter. Aussi-tôt l'eau coula comme un ruisseau sur tout son corps. Ayant demeuré encore dix minutes dans cette partie de la chambre échauffée à cent-dix degrés, il vint à la partie échauffée à cent-vingt degrés; & après y être resté vingt minutes, il trouva que le thermometre, sous sa langue & dans ses mains, était exactement à cent degrés, & que son urine était au même point. Son pouls s'éleva successivement jusqu'à donner cent quarante-cinq battemens dans une minute, la circulation extérieure s'accrut grandement, les veines devinrent très-grosses, & une rougeur enflammée se répandit sur tout le corps. Sa respiration cependant ne fut que peu affectée.

L'observateur remarque que la condensation de la vapeur sur son corps, dans la première chambre, était très-probablement la principale cause de l'humidité de sa peau. Il revint enfin dans la seconde chambre, où s'étant plongé dans l'eau échauffée à cent degrés, & s'étant fait bien essuyer, il se fit porter en chaise chez lui : la circulation ne s'abaissa entièrement qu'au bout de deux heures. Il sortit alors pour se promener au grand air, & il sentit à peine le froid de la saison.

SECONDE EXPÉRIENCE.

DAns la première chambre, le thermometre placé dans la partie la plus chaude, varia de cent trente-deux à cent trente degrés (a), le

(a) *Le cent trente-deuxième degré, division de Fahrenheit, répond au soixante-unième de Réaumur.*

thermometre placé dans la partie où la chaleur était moindre, se tint constamment à cent dix-neuf degrés. Le Docteur Fordyce s'étant deshabillé dans une chambre froide qui était attenante ; vint dans la partie échauffée à cent dix-neuf degrés ; en une demie minute, l'eau coula comme un ruisseau sur tout son corps, au point d'entretenir humide l'espace du plancher qu'il occupait ; après y avoir resté quinze minutes, il passa à la partie échauffée à cent trente degrés ; alors la chaleur de son corps fut de cent degrés, & son pouls donna cent vingt-six battemens dans une minute. On apporta en ce moment, par ordre du Docteur Fordyce, une bouteille de Florence qu'on remplit d'eau chaude à cent degrés ; & dont on essuya la surface avec un drap bien sec ; mais elle redevint aussi-tôt humide, & l'eau coula de tous les côtés, ce qui continua jusqu'à ce que la chaleur de l'eau renfermée dans la bouteille s'élevat à cent vingt-deux degrés.

Le Docteur étant resté quinze minutes dans la partie de la chambre échauffée à cent trente degrés, observa au moment d'en sortir, que son pouls donnait cent trente-neuf battemens dans une minute ; mais que le thermometre, sous sa langue & dans ses mains, n'excédait pas cent degrés, & que son urine était au même point.

Le même observateur remarque que n'y ayant point d'évaporations, mais plutôt une condensation constante de vapeur sur son corps, le froid ou moindre état de chaleur, ne pouvait être produit que par la seule puissance du corps animal. A la fin de cette expérience, il passa dans une chambre où le thermometre était à quarante-trois degrés (*a*). Il s'y habilla, & fut aussitôt à l'air froid, sans en ressentir la moindre incommodité.

Le Docteur remarque à ce sujet, que le passage du grand chaud au froid, n'est pas si dangereux qu'on pourroit le croire, par la raison que la circulation extérieure est si excitée & mise en un si grand mouvement, qu'elle ne sauroit être promptement arrêtée & vaincue par le froid.

Le Docteur, en faisant d'autres expériences, a eu lieu dans la suite, d'al-

(*a*) *De Fahrenheit, ce qui équivaut au sixième ou septième degré de Réaumur.*

ler dans un degré de chaleur beaucoup plus grand, où l'air était sec, & d'y rester bien plus long-tems sans en être bien fortement affecté ; ce dont il donne deux raisons : la première, c'est que l'air sec ne communique point sa chaleur comme la communique l'air impregné d'humidité : la seconde, c'est que l'évaporation du corps dans l'air sec aide son pouvoir vital à produire le froid, c'est-à-dire, à diminuer la chaleur.

Il est essentiel d'observer ici que ces expériences curieuses, en même tems qu'elles remplissent le principal objet qu'on s'était proposé, jettent une grande lumière sur plusieurs autres parties importantes de la Philosophie naturelle.

TROISIÉME EXPÉRIENCE.

QUelques Physiciens accompagnerent le Docteur Fordyce dans une chambre chaude, où il s'était proposé de faire d'autres expériences sur l'air sec. Ils y entrerent sans se deshabiller : c'était une chambre d'un quarré oblong, de quatorze pieds de longueur sur douze de largeur & onze de hauteur, échauffée par un poële de fer placé dans le milieu, & dont le tube passant dans la muraille, donnait issue à la fumée.

Dès leur entrée dans la chambre, environ deux heures de l'après midi, le mercure du thermometre qu'on y avait suspendu, était au-dessus de cent-cinquante degrés (a). Ils y trouvèrent ensuite, en plaçant plusieurs thermometres en diverses parties de la chambre, que la chaleur était un peu plus grande en quelques endroits que dans d'autres; mais que la différence entière n'excédait pas vingt degrés: ils restèrent dans la chambre plus de vingt minutes, & pendant ce tems la chaleur s'éleva d'environ douze degrés. Cette élevation eut lieu sur-tout dès la première partie du tems qu'ils demeurerent dans cette chambre.

Ils y retournèrent une heure après, & ils n'apperçurent qu'une légère différence, quoique la chaleur se fut considérablement accrue.

Ils y entrèrent pour la troisiéme fois entre cinq & six heures après midi, &

(a) *Toujours de Fahrenheit environ 72 degrés de Réaumur.*

ils observerent que le mercure d'un seul thermometre était à cent quatre vingt dix-huit degrés (*a*). Dans cette grande chaleur, les bordures d'ivoire des autres thermometres s'étaient tellement déjettées, qu'elles étaient toutes rompues. Ils y restèrent tous ensemble environ dix minutes ; mais trouvant que le thermometre baissait rapidement ; ils convinrent qu'à l'avenir un seul d'eux y resterait, & qu'on donnerait des ordres pour augmenter le feu le plus qu'il serait possible. Le Docteur Solander entra seul peu de tems après dans la chambre, & trouva le thermometre à deux cent dix degrés ; mais durant trois minutes qu'il y resta, il descendit à cent quatre vingt seize degrés. Une autre fois, il l'observa encore, & il ne s'écoula qu'environ cinq minutes entre son observation & la diminution rapide du barometre de deux cent dix degrés à cent quatre-vingt-seize.

M. Banks, pour terminer leurs expériences, entra dans la chambre quand le thermometre était au-dessus de deux

(*a*) *Il est inutile de répéter ici qu'on a toujours fait usage des termometres de Fahrenheit.*

cent onze degrés. Il y demeura sept minutes ; & pendant ce tems le mercure descendit à cent-quatre-vingt-dix-huit degrés. Alors quelqu'un étant entré & sorti, y introduisit l'air froid, & arrêta le cours de ces expériences.

L'air échauffé à de si hauts degrés, leurs donnerent une chaleur déplaisante, mais supportable. Ce qui les incommoda le plus, ce fut une sensation semblable à celle de la brûlure au visage & aux jambes. Leurs jambes, sur-tout souffrirent davantage, étant plus qu'aucune autre partie du corps exposée au poële, rougi par l'ardeur du feu. Leur respiration ne fut aucunement affectée ; elle ne devint ni plus précipitée ni plus difficile : il leur manquait seulement cette fraîcheur qui accompagne l'air tempéré. Leur tems était si bien employé par les autres observations, qu'ils ne s'arrêterent pas à consulter leurs montres sur le mouvement du pouls. Celui de M. Bancks, autant qu'il put le conjecturer, donnait cent battemens par minute ; celui du Docteur Solander en donnait quatre-vingt-douze, un instant après être sorti de la chambre. Au reste, M. Banks fut le seul qui sua abondamment, sa chemise n'était qu'un peu humide à la fin de l'expérience : ce qui les frappa le plus durant le cours de l'observation, ce fut le pouvoir de conserver leur température naturelle.

Dans cette nouvelle position de leur corps, résistans à l'atmosphere qui les environnait & qui leur était comme étranger, chaque instant offrait un phénomene nouveau. En soufflant sur le thermometre, ils faisaient baisser le mercure de plusieurs degrés. Chaque souffle, sur-tout si on y mettait un peu de force, donnait une agréable sensation de fraîcheur à leurs narines brûlantes l'instant précédent par l'air chaud, qu'ils respiraient ; leur haleine rafraîchissait leurs doigts, toutes les fois qu'ils l'y faisaient atteindre. M. Banks, en se touchant le côté, le trouva très-froid, & cependant la chaleur de son corps, ainsi qu'il l'éprouvat par l'application immédiate du thermometre sur sa peau, était de quatre-vingt-dix-huit degrés, environ un degré de plus que sa température ordinaire.

Quand la chaleur de l'air commença à s'approcher du plus haut degré que leur procédé pouvait donner, leur corps (dans la chambre) l'arrêterent & l'empêcherent de s'élever plus haut, & quand ils la trouverent élevée à ce point, ils l'en firent descendre. Chacune de leurs expériences en fournit la preuve.

Vers la fin dé la première expérience, c'est-à-dire, de leur première entrée dans la chambre, le thermometre était stationnaire (a).

A leur seconde entrée dans la chambre, le thermometre baissa faiblement durant le peu de tems qu'ils y resterent.

A leur troisiéme entrée, il baissa si promptement, qu'ils furent obligés de convenir qu'il n'entrerait à chaque fois qu'un seul d'entre eux dans la chambre, & c'est ensuite que M. Banks & le Docteur Solander ont observé, & éprouvé à différentes fois, chacun séparément, que le corps d'un seul suffisait pour faire descendre promptement le mercure, au moment même où la chambre touchait à son plus haut degré de chaleur possible.

Ces expériences prouvent clairement

(a) *C'est-à-dire, fixe sans hausser ni baisser.*

que le corps animal a le pouvoir de détruire la chaleur : ce qu'il faut appeller, pour parler justement, *le pouvoir de detruire un certain dégré de chaleur communiqué avec un certain degré de vîtesse.* C'est pourquoi, en appréciant notre force de résistance à la chaleur, il faut apprécier encore, non-seulement le degré de chaleur qui serait communiqué à nos corps (s'ils n'avaient pas leur *puissance résistible*) par le corps échauffé, avant que l'équilibre s'établit ; mais même le tems que cette chaleur mettrait à passer du corps échauffé dans nos corps. C'est par une conséquence de cette limitation de notre *puissance résistible*, que nous supportons différens degrés de chaleur. La même personne qui supporterait sans incommodité un air échauffé à deux cent-onze degrés, ne pourrait point supporter le mercure à cent-vingt degrés, & supporterait l'esprit-de-vin à cent-trente ; c'est-à-dire, que le mercure échauffé à deux cent vingt degrés, fournit dans un tems donné, plus de chaleur à détruire à la puissance résistible du corps animal, que les esprits-de-vin ou autre liqueur forte à cent-trente degrés, ou que l'air à deux cent-onze degrés.

Ils firent l'épreuve de cette vérité dans la chambre qui servit à leurs expériences. Toutes les piéces de métal, & même leurs chaînes de montre étaient si chaudes, qu'ils pouvaient à peine les toucher un instant, tandis que l'air, d'où ce métal tiroit sa chaleur, était seulement un peu incommode, mais d'ailleurs très supportable (*a*).

Le Bain de vapeurs produit à-peu-près les mêmes effets que le Bain chaud; mais ce remède ne doit être employé qu'avec beaucoup de circonspection.

Quoiqu'on trouve dans tous les ouvrages de ceux qui ont écrit sur les Bains, leur manière d'agir & leur propriété, on ne saurait trop répéter aux hommes ce qui leur est utile pour un bien aussi précieux que celui de la santé.

(*a*) *Récit fait par M. Blagden, de la société Royale de Londres. Voyez Journal Anglais, du 15 & 30 Octobre 1775.*

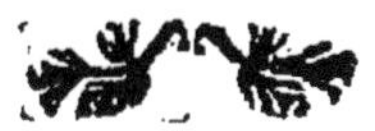

ANALYSE

ANALYSE

DES EAUX MINÉRALES

DE MONTBRISON.

MONTBRISON, Capitale du Forez, eſt ſituée ſur la petite rivière de Vézizé, au pied des montagnes du ſoir, dans un terroir fertile & une poſition aſſez riante. Elle eſt éloignée de deux petites lieues de la Loire, & de dix de la Ville de Lyon. On y trouve trois ſources minérales; la première, que j'appellerai la Romaine, parce que les Romains l'avaient renfermée dans une petite enceinte ſoutenue par pluſieurs colonnes, qui ſont aujourd'hui détruites par vétuſté. Cette enceinte dont on voit encore quelques veſtiges, eſt voiſine d'un Temple dédié à Cérès, ſitué près du Village de Moingt. La ſeconde Fontaine, eſt à cent pas ou environ de la première, dans une terre appartenante à l'Hôtel-Dieu. La troisiéme, est sur le bord du lit de la petite rivière de Vézizé.

Comme la Fontaine la Romaine n'a point d'épanchoir, parce que le chemin de Moingt, dans lequel elle coulait autrefois, est aujourd'hui au-dessus du niveau de la source, elle est toujours mal-propre; c'est pourquoi on n'a pu faire exactement l'analyse de ses eaux. Je me suis contenté de quelques légères expériences par le moyen des réactifs, qui m'ont fait distinguer une eau ferrugineuse, tenant en dissolution quelques sels à base terreuse.

La deuxiéme source, est nommée de l'Hôpital, ou des Ladres; son eau est un peu louche.

L'eau de la troisiéme source, ou celle de la rivière, est assez limpide; elles ont toutes deux un goût acidule, & doivent leur piquant à une surabondance d'air combiné avec elles: l'expérience de la secousse & celle de la vessie, en sont une preuve démonstrative.

Ces eaux bouillonnent à leur surface, & j'ai remarqué que le bouillonnement était beaucoup plus considérable lorsque le tonnerre grondait que dans un tems calme.

Les eaux de Montbriſon ſont froides ; leur température eſt ordinairement de trois ou quatre degrés au-deſſous de celle de l'atmoſphere, elles en ſuivent la différente température. La ſource de la rivière, eſt conſtamment plus froide d'un degré que celle de l'Hôpital, ce qui peut être attribué au fer qu'elle contient.

L'acide vitriolique verſé ſur les eaux de Montbriſon, y occaſionne une très-grande efferveſcence, & en fait dégager beaucoup de petites bulles d'air ; celle qui provient du mélange de l'eſprit-de-ſel, n'eſt ni auſſi forte, ni auſſi prompte. L'acide nitreux fait auſſi efferveſcence avec elles ; mais elle eſt moins vive que celle qu'on obtient par le moyen des acides précédens.

La noix de Galle ne fait aucun changement dans l'eau de l'Hôpital, elle donne au contraire une belle couleur pourpre à celle de la ſource de la rivière, ce qui eſt une marque de la préſence du fer dans cette dernière ; d'ailleurs l'ocre qu'elle roule en aſſez grande quantité, indique d'avance ſa qualité martiale. L'eau de la ſource de la rivière eſt ſimplement ferrugineuſe ;

la leſſive ſaturée de la matière colorante du bleu de Pruſſe, n'y forme aucun précipité bleu : cette expérience concour avec les autres, pour prouver qu'elle ne contient point de vitriol.

L'eau de l'Hôpital rougit à la ſource la teinture de tourneſol ; elle ne produit pas le même changement lorſqu'elle a reſté expoſée à l'air libre ; il y a d'abord lieu d'y ſoupçonner quelqu'acide dégagé & volatil ; mais c'eſt l'air qui y fait la fonction d'acide. La même teinture avec l'eau de la rivière, préſente à l'œil une couleur violette, tirant ſur le rouge.

Ces deux eaux verdiſſent le ſirop de violettes, ce qu'on doit attribuer à leurs ſels alcalis & à leur terre abſorbante.

Les alcalis végétaux & minéraux, ſoit fixes, ſoit volatils, ne troublent point leur tranſparence.

Le mercure dans de l'acide nitreux, trouble l'eau de l'Hôpital, & y occaſionne un précipité d'un blanc ſale & épais ; la diſſolution d'argent y produit le même effet.

L'eau de la ſource de la rivière jaunit, au contraire, par la ſolution d'argent ; celle de mercure y occasionne un précipité d'un jaune plus foncé.

Le foie de souffre sec les rend un peu laiteuses ; la couleur du papier bleu n'est point altérée par l'eau de ces deux sources.

La dissolution de vitriol martial, ne change point l'eau de l'Hôpital, à la source ; mais cette eau acquiert une légere couleur jaune, par son séjour dans les vaisseaux avec ce vitriol, ce qui n'a point lieu avec l'eau de la source de la riviere.

D'après ces expériences, il est aisé de conclure que les eaux de la seconde source contiennent un sel alcali, de l'air & de la terre absorbante, que celles de la troisiéme ont les mêmes principes, & tiennent de plus en dissolution du fer sous l'état d'ocre, c'est-à-dire, entièrement privé de son phlogistique. Les expériences qui suivent, mettront dans plus grand jour la nature des résultats des précédentes.

Ayant soumis à l'évaporation quarante livres d'eau de la source de l'Hôpital, & vingt-six livres neuf onces de celle de la rivière, il s'est d'abord formé dans le vaisseau évaporatoire de l'eau de l'Hôpital, une pellicule blanchatre qui couvrait la surface de l'eau, & qui a disparu dès le premier dépôt. La liqueur ayant été décantée & le dépôt mis sur un filtre, il s'est formé, en continuant l'évaporation, un nouveau dépôt, qui a paru être d'une terre semblable à la précédente, ce qui a donné lieu à continuer de se servir du même filtre : cette terre exactement lavée & séchée, était figurée en petits filets écailleux & fort minces ; elle a pesé cinq gros & huit grains.

La liqueur très-rapprochée avait un goût âcre & lixiviel, & il ne s'est formé des crystaux, que lorsque l'évaporation a été poussée jusqu'à siccité ; ceux qui se sont formés au fond du vaisseau, étaient très-fins, & d'une figure prismatique : c'est ainsi que se crystallise l'Alcali marin. Ce sel, dépouillé autant qu'il a été possible de son eau de crystallisation, a pesé cinq gros & demi.

Ce sel se crystallise en cubes, par sa combinaison avec l'acide marin ; il forme avec l'acide vitriolique un sel de Glauber, avec l'acide nitreux, un nitre quadrangulaire, avec l'acide du vinaigre, une eſpéce de terre foliée de tartre, qui differe de celle qui provient de l'alcali fixe végétal, en ce qu'elle ne tombe point en *deliquium* à l'air libre.

La terre fait efferveſcence avec tous les acides, & ſe diſſout avec le vinaigre diſtillé. Cette terre étant mélangée avec du charbon pulvériſé & du ſel de tartre, & expoſée à un feu de fonte, il ne s'eſt exhalé aucune vapeur de foie de ſouffre, & ſa leſſive avec l'eau bouillante n'en a point donné de marque.

Il réſulte de ces expériences, que quarante livres d'eau de la ſource de l'Hôpital contiennent d'alcali marin cinq gros & demi; de terre calcaire mélangée d'un ſable fin, cinq gros & huit grains; d'air, ſept pouces cubiques ſur vingt-une onces d'eau.

L'eau de la troiſiéme ſource, un peu échauffée, laiſſe échapper beaucoup d'air, alors la noix de Galle ne change point ſa couleur. Lorſque par l'évaporation elle a perdu un tiers de ſa quantité, il commence à ſe précipiter une terre martiale en petits flocons. L'évaporation étant portée plus loin, il ſe fait un ſecond dépôt d'une terre grisatre ; & enfin il s'en fait un troisiéme d'une terre beaucoup plus blanche. Ces différens dépôts terreux ont été conservés à part, chacun sur son filtre, & dépouillés de leur sel avec de l'eau purifiée dans une fontaine sablée. Sur la fin de l'évaporation, j'ai retiré des crystaux semblables à ceux de la source de l'Hôpital ; mais en plus grande quantité.

Vingt-six livres & neuf onces de la troisiéme source, contiennent de terre martiale treize grains ; de terre calcaire, demi gros ; de terre absorbante d'une narure particuliere, qui a paru être la base du sel d'epsum, quarante-quatre grains ; alcali minéral, six gros & vingt grains.

L'air est, dans l'eau de cette source, à peu près dans la même proportion que dans celle de la seconde.

Comme l'eau de la troisiéme source n'est pas vitriolique, on ne sera pas surpris de la petite quantité de mars qu'on en obtient par l'évaporation. Ce mars se dépose dans le transport au fond des vases ; & du soir au lendemain, la couleur de l'eau ne reçoit plus d'altération par le mélange avec les substances acerbes. Ce mars se convertit en un fer parfait ſi l'on y mêle un flux noir, & ſi on l'expoſe à un feu de forges, dans un creuſet fermé, il devient alors attirable par l'aimant.

Il a paru que le ſecond dépôt était une terre calcaire, en ce qu'elle n'eſt point ſoluble dans l'eau, & qu'elle fait efferveſcence avec les acides.

La troiſiéme terre eſt très-ſoluble dans les acides, & forme avec le vitriolique un vrai ſel d'epſum ; avec les nitreux & le marin, un ſel déliqueſcent : c'eſt auſſi à cette terre que j'attribue le précipité jaune que m'a donné la diſſolution mercurielle.

PROPRIÉTÉS

DES EAUX MINÉRALES

DE MONTBRRISON.

ON voit par l'analyſe imparfaite de l'eau de la ſource la Romaine, qu'elle eſt minéraliſée par deux principes, l'un ferrugineux & lautre ſalin. Le premier lui donne une vertu apéritive & tonique, & le second une propriété apéritive & laxative : il se peut que l'eau de cette source contienne d'autres principes qui donnent à ceux qui sont connus, plus d'énergie qu'ils n'en auraient de leur nature ; cependant la terre martiale & le sel à base terreuse, doivent être ses principes dominans. On doit donc considérer cette eau comme tonique, apéritive, laxative & propre à remédier aux dérangemens de l'estomac, aux obstructions des viscères du bas-ventre, à favoriser les évacuations ordinaires du sexe, le flux hémorroidal, &c.

L'eau de la seconde source, dont les principes dominans sont l'alcali minéral & la terre calcaire, est résolutive, apéritive, stomachique ; par conséquent elle divise la lymphe, facilite la circulation du sang, provoque les urines, favorise la digestion, &c.

Les principes minéraux de l'eau de la troisiéme source, la rendent plus tonique, plus absorbante, plus résolutive, plus laxative que ne l'est celle des autres. On peut l'employer avec confiance, pour fortifier les organes de la digeſtion, quand ils tendent au relâchement, pour leur donner de l'activité lorſqu'ils penchent vers l'inertie, pour diviſer & délayer les glaires, les crudités des premières voies & pour les évacuer. Elles ſont très-propres à faciliter la circulation du ſang, à lui donner de l'activité lorſqu'elle eſt lente, à diviſer la lymphe, à prévenir des obſtructions, à les guérir lorſqu'elles ne ſont point invétérées, à diſſiper les engorgemens ſpaſtiques des viſceres & les bouffiſſures générales ou particulières. Elles conviennent dans tous les cas où il eſt néceſſaire de provoquer les urines, de les rendre plus abondantes, & de déterger les reins & la veſſie. On les employera utilement dans les cas où les ſecours périodiques des femmes, ſeront retardés, ralentis ou ſupprimés, dans les fleurs-blanches qui proviennent du relâchement des viſceres du bas-ventre, de quelqu'un en particulier, d'empâtements ou d'obſtructions. On en uſera avec ſuccès dans les cacochymies, les fiévres lentes & les intermittentes, dans la jauniſſe, les pâles-couleurs, &c.

ANALYSE DES EAUX MINÉRALES DE SAIL SOUS-COUSAN.

SAIL SOUS-COUSAN, eſt un Village du Forez à une petite lieue de Boën, & à une demi-lieue du Chapitre de Leigneux; les eaux minérales ſourdent à cent pas du Village, dans un baſſin d'environ trois pieds en quarré, & autant de profondeur: les parois & le fond de ce Baſſin, ſont enduits d'une couche de ſédiment ocracé.

Les eaux de Sail bouillonnent dans leur Baſſin, & il s'en éleve de petits jets à quatre ou cinq pouces de hauteur.

Ces eaux ſont froides, très-limpides & fort aérées; elles font ſouvent éclater les bouteilles dans leſquelles on les tranſporte.

La ſource eſt aſſez abondante; elle peut fournir toute l'eau néceſſaire pour les

les buveurs, & pour approvisionner les Bureaux.

Vingt-deux onces d'eau m'ont donné, par le moyen de la vessie, neuf pouces & quelques lignes cubiques d'air.

Le gratter de ces eaux est agréable & de durée ; elles le conservent longtems hors de la source. Une bouteille mal bouchée, & gardée pendant dix-sept jours dans une chambre assez chaude pendant le mois de Juillet, avait encore beaucoup de piquant. Le fond de cette bouteille était tapissé d'une terre martiale. Si l'on tient les bouteilles d'eau de Sail bien bouchées dans des endroits frais, le dépôt martial qui s'y fait est peu sensible.

Les bestiaux sont extrêmement avides de l'eau de cette source ; ils traversent le ruisseau de Chagnon, sans goûter de son eau, pour aller se gorger au courant de l'eau de la fontaine minérale ; il en est de même à Vichy, à Bussan, &c.

La température de l'eau de Sail est à celle du ruisseau de Chagnon comme dix à quatorze ; c'est-à-dire, que lorsque le thermometre, plongé dans le ruisseau, fixe la liqueur au quatorziéme degré au-dessus de zero, elle descend jusqu'au dixiéme dans le bassin.

La poudre de noix de Galle colore ces eaux en vin clairet, ce qui confirme l'existence du fer, que l'ocre des parois de la fontaine avait déja indiqué.

L'alcali phlogistiqué n'y forme point de précipité bleu ; on voit par-là que le fer y est en dissolution par l'eau, sans interméde.

Les alcalis fixes & volatils, n'y occasionnent aucun changement, & le savon s'y dissout aisément, ce qui indique que ces eaux ne contiennent point de sel neutre, au moins à base terreuse. Elles verdissent le sirop de violettes, & font effervescence avec tous les acides ; elles ont donc quelque base alcaline.

Le vin rouge, mêlé avec l'eau de Sail, acquiert une couleur violet-noirâtre, ce qui est encore l'effet d'un sel alcali. Ces sortes de sels ont la propriété de précipiter la partie colorante du vin, en s'unissant à l'acide tartareux; mais il faut le concours d'une surabondance d'air, pour que ce phénomene arrive ſur le champ ; ce qui le prouve, c'eſt que le même effet n'arrive qu'à la longue, & la couleur n'eſt pas auſſi foncée, dès que l'eau a été purgée d'air par la ſecouſſe.

De trente-deux livres d'eau évaporée & filtrée pluſieurs fois, il s'eſt précipité une terre blanche : ce dépôt a toujours été le même, excepté que cette terre était mélangée avec un peu de terre martiale. Ces dépôts ayant été bien leſſivés pour les dépouiller de leur ſel, & la liqueur étant réduite à un très-petit volume verſée dans une ſoucoupe de caffé bien verniſſée, & miſe à évaporer à un feu de ſable, j'en ai obtenu cinq gros & vingt-cinq grains d'un ſel cryſtalliſé en aiguilles priſmatiques. La figure qu'il prend avec l'acide marin, le nitre quadrangulaire qu'il forme avec l'acide nitreux, le ſel de glauber qui réſulte de ſa combinaiſon avec l'acide vitriolique, ne laiſſent aucun doute que ce ne ſoit l'alcali minéral ; l'expérience ſuivante, le démontre complettement.

L'alcali de ſoude, diſſous dans de l'eau bien pure, & évaporé juſqu'à ſiccité, combiné dans chaque vaſe, par portions égales avec les trois acides minéraux, les cryſtalliſations ont été exactement ſemblables aux précédentes.

Les différens dépôts terreux bien deſſéchés, ont peſé deux gros & ſoixante grains

Toutes ces terres ayant été miſes dans un grand gobelet, & y ayant verſé de l'acide nitreux étendu dans de l'eau, pour en faire la ſéparation, la terre abſorbante s'y eſt entièrement diſſoute, & il n'a reſté que la terre martiale. Ayant fait précipiter la terre abſorbante par le moyen de l'alcali fixe en *deliquium*; l'ayant dépouillée enſuite de ſon ſel par la lotion, & ſéchée exactement, elle a peſé deux gros & quarante grains. La terre martiale lavée & ſéchée, n'a peſé que douze grains; cette opération y a occaſionné huit grains de déchet. Le mars dans cet état n'eſt point attirable par l'aimant; il ne le devient que quand on lui rend ſon phlogiſtique.

Les eaux de Sail ſous-Couſan donnent par livre, ſelon ces expériences, dix-huit grains & un $\frac{13}{32}$ de grain de principes fixes, & ſix pouces & quelques lignes cubiques d'air.

PROPRIÉTÉS

DES EAUX MINÉRALES

DE SAIL SOUS-COUSAN.

ON doit conſidérer les eaux de Couſan d'après les principes qui les minéraliſent, ſelon les expériences précédentes, comme imbues d'un fluide élaſtique, comme alcalines & martiales. On avait déja reconnu, par des obſervations multipliées, qu'elles étaient apéritives, d'iurétiques, toniques & emménagogues. On peut donc les employer avec confiance dans l'excès de denſité de la maſſe des liquides, dans les obſtructions des viſceres du bas-ventre, dans les maladies qui en dépendent, comme les fiévres intermitentes rebelles, les fiévres lentes qui proviennent de cette cauſe; dans la diminution du cours des urines par des diſpoſitions graveleuſes, glaireuſes, &c. Dans les dépôts laiteux, dans la diminution des regles, leur irrégularité, leur ſuppreſſion;

dans les dérangemens de la digeftion qui tiennent du relâchement des fibres membraneufes de fes organes, & dans toutes les incommodités qui en dépendent.

Ces eaux conviennent beaucoup aux mélancoliques ; le fer qu'elles contiennent étant propre a donner du ton aux nerfs, ce métal concourt avec le fluide élaftique à ranimer l'inertie de la tunique nerveufe de l'eftomach. Les Anglois qui voyagent beaucoup pour fe guérir d'une maladie qu'ils appellent *confomption*, fe trouveraient très-bien de leur ufage, d'autant plus que l'air de Coufan eft très-falutaire, & que les eaux minérales font voifines de deux petites rivières dont les environs font fort agréables. Ces eaux ont beaucoup d'analogie avec celles de Spa ; les eaux de Coufan peuvent donc être employées dans les cas ou les eaux de Spa font indiquées.

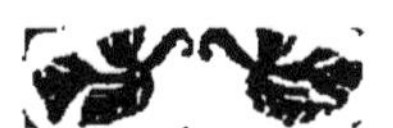

ANALYSE

DES EAUX MINÉRALES

DE SAINT-ALBAN.

SAINT-ALBAN, eſt un petit Village à deux petites lieues de Roanne, ancienne Ville de France dans le bas Forez ou le Roannais ; elle eſt ſituée ſur la rive gauche de la Loire.

Les fontaines minérales de Saint-Alban ſont au nombre de quatre, renfermées dans une petite cour murée, qui a quatorze pieds en quarré.

Ces eaux ſont anciennes & depuis long-tems en uſage; *Duclos* & *Chomel*, qui ont écrit ſur les principales eaux minérales de la France, en ont fait mention dans leur Ouvrage; M. Roſtaing, Intendant de ces eaux, les preſcrit tous les jours, & l'évenement juſtifie ſouvent le ſoulagement qu'on en attend.

La première fontaine que l'on trouve en entrant dans la cour, eſt la plus uſitée; elle eſt très-profonde, ſon baſſin a trois pieds & demi en quarré : il s'éléve continuellement ſur la ſurface de l'eau de ce baſſin, une eſpéce de rouille jaunâtre ; cependant malgré cette rouille, l'eau en eſt très-limpide ainſi que celle des autres fontaines.

Les ſources ſont auprès d'une chapelle érigée à Saint Alban : elles paraiſſent venir d'une montagne qui eſt vers le nord-oueſt, & les fontaines coulent au ſud-eſt. Elles bouillonnent toutes ; mais il ne s'y éleve pas des jets pétillans, comme à celles de Seltz, de Saint-Myon, de Sail ſous-Couſan, &c.

Les eaux de Saint-Alban ont un goût auſtère & ſlyptique ; elles colorent en vin clairet avec la noix de galle ; la premiere ſource acquiert avec les ſubſtances acerbes, une couleur plus foncée que les autres.

Les ſerpens & les grenouilles meurent dans ces eaux . . . . nos corps meurent à défaut d'air ; le même effet ne peut-il pas arriver lorſque nous nous trouvons dans un milieu ſurchargé d'air ?

La leſſive ſaturée de la matière colorante du bleu de Pruſſe, parfaitement neutre, y occasionne au bout d'une demi-heure, un précipité blanc; si l'on ajoute à ce mêlange quelques gouttes d'acide marin, on en obtient un bleu de Prusse; si l'on ne fait point cette addition, le précipité reste blanc. Cette expérience démontre que l'alcali phlogistiqué n'a point d'action sur le fer pur & isolé; qu'on n'obtient un précipité bleu, que lorsque le mars est en dissolution dans l'eau par un acide.

Ces eaux charrient beaucoup d'ocre; j'en ai ramassé une certaine quantité que j'ai fait secher au soleil, & après l'avoir brisé entre les doigts, j'ai promené dessus une pierre d'aimant qui n'a rien attiré. Ce dépôt fait effervescence avec les trois acides minéraux; mais plus avec le vitriolique qu'avec les deux autres. On forme sur le champ un bleu de Prusse, en versant quelques gouttes d'alcali phlogistiqué, dans une dissolution de ce dépôt par un acide quelconque.

Si l'on prend deux creusets séparés, qu'on mette dans tous les deux de ce dépôt, qu'on ajoute dans l'un parties égales de charbon pulvérisé & de sel de tartre, & dans l'autre de l'huile d'olives, qu'on les lute exactement avec d'autres creusets, & qu'on les expose pendant une heure & demie à un feu de forge des plus violens, on trouvera, lorsque les creusets seront refroidis, ces matières très-noires, & on verra au fond de chaque creuset les parcelles attirables par l'aimant. C'est encore une démonstration que le fer, dépourvu de son principe inflammable, n'est point attirable par l'aimant.

L'alcali fixe versé dans les eaux de Saint-Alban, y occasionne un précipité blanc, & le savon s'y décompose; ces deux expériences y annoncent l'existence de quelque sel neutre à base terreuse. Elles font effervescence avec les trois acides minéraux, ce qui indique la présence d'un alcali à nud.

Le vin du Roannais, mêlé avec les eaux de Saint-Alban, en fait élever beaucoup de petites bulles, & ce mêlange prend une couleur violet-noirâtre. Cet effet n'a pas lieu aussi promptement qu'avec les eaux de Sail sous-Cousan: l'altération qu'elles occasionnent au vin est bien faible, lorsqu'elles ont été dépouillées d'air par la secousse. Ceci vient à l'appui de ce que j'ai dit dans mon analyse des eaux de Cousan, que les alcalis précipitaient la partie colorante du vin en s'unissant à l'acide tartareux, & que le concours de l'air surabondant accélérait cette précipitation.

La dissolution mercurielle très-saturée, occasionne dans ces eaux un sédiment briqueté. La solution d'argent par l'acide nitreux y forme d'abord un précipité blanc, qui passe insensiblement à un bleu ardoisé; le mêmé effet m'est arrivé avec les eaux de Saint-Galmier, & il arrive ordinairement aux eaux séléniteuses par la combinaison de l'argent avec l'acide vitriolique.

Ces eaux rougissent la teinture de tournesol ainsi que toutes les eaux aérées, mais elles n'altèrent point la couleur délicate du papier bleu. Elles verdissent le sirop de violettes, ce que font ordinairement le fer & la terre absorbante; d'ailleurs l'effervescence avec les acides, faisant présumer qu'il y existe un alcali à nu, toutes ces substances doivent concourir à donner une couleur verte à ce sirop.

Les malades qui prennent à la ſource les eaux de Saint-Alban, s'apperçoivent au bout de quelques jours que leurs gobelets perdent leur tranſparence. Quarante-huit heures après leur tranſport, ces eaux ne prennent plus de couleur avec la noix de galle ; alors le fond des bouteilles ſe tapiſſe d'une couche de terre martiale.

Quinze pintes d'eau de la premiere ſource, qui paraît la plus aérée & la plus ferrugineuſe, étant miſes en évaporation, on obſerve qu'elle bouillonne quelque-tems après la première impreſſion de la chaleur, & qu'enſuite il ſe forme à la ſurface une pellicule luiſante qui ſubſiſte juſqu'à la fin de l'évaporation. Cette terre eſt un peu jaunâtre, ce qui m'a fait préſumer qu'elle était celle du fer. Etant retirée par le filtre, édulcorée & ſechée, elle eſt du poids de quinze grains. J'ai obtenu enſuite de la terre abſorbante, preſque juſqu'à la fin de l'évaporation. Alors, en laiſſant refroidir le vaiſſeau, on voit ſe former à la ſurface un ſel ſéléniteux en filets un peu ſoyeux. Tous ces dépôts ſechés, peſent trois gros & cinquante-deux grains.

La

La liqueur réduite à peu de chose, étant exposée dans une capsule à un feu de sable, jusqu'à siccité, j'en ai obtenu deux gros & demi d'alcali minéral.

Par ces expériences, on voit que les eaux de Saint-Alban contiennent pour principes minéraux, de l'air, du fer, de la terre absorbante, de la sélénite, & de l'alcali minéral.

Ayant versé goutte à goutte de l'acide nitreux dans le premier dépôt pesant quinze grains, le peu de terre absorbante qui était mêlée avec la terre martiale, s'est dissoute; le mars lavé & seché, n'a pesé que dix grains. Le même acide versé goutte à goutte jusqu'à la fin de l'effervescence, à servi pour avoir la sélénite pure. Après avoir obtenu le nitre calcaire, il en a resté en arrière quinze grains. La proportion de la terre absorbante avec les autres matières, a été déterminée par le moyen de l'alcali fixe en *deliquium*; cette matière, édulcorée & sechée, a pesé trois gros & dix-huit grains. On ne peut éviter que dans toutes ces opérations, il n'y ait quelque déchet de matières qu'on analyse.

Selon les expériences, les observations & les calculs précédens, les eaux de Saint-Alban contiennent par pinte, environ huit pouces & demi cubiques d'air, deux tiers de grain de terre martiale, quinze grains de terre absorbante, un grain de sélénite, & douze grains d'alcali minéral.

PROPRIÉTÉS

DES EAUX MINÉRALES

DE SAINT-ALBAN.

LES eaux de Saint-Alban sont très-anciennes, quoiqu'elles n'ayent pas joui jusqu'aujourd'hui d'une réputation bien étendue; ce n'est pas qu'elles ne l'ayent méritée par leurs propriétés. Les observations que l'on a faites sur les effets de ces eaux dans différentes maladies, répondent parfaitement aux qualités des principes qui les minéralisent. On a reconnu par ces observations, qu'elles sont rafraîchissantes, laxatives, apéritives, diurétiques ; qu'elles guérissent les écoulemens gonorroïques, les fleurs blanches rebelles, & principalement les éruptions cutanées, telles que la gale, les dartres, la lepre, &c.

ANALYSE

DES EAUX MINÉRALES

DE SAINT-GALMIER.

SAINT-GALMIER, est une petite Ville du Forez, à sept lieues de Lyon & à trois de Montbrison, située sur le penchant d'un côteau, proche la petite rivière de Coyse. La fontaine minérale qu'on nomme Font-Forte, est au bas d'un Faubourg de la Ville, à vingt pas de la rivière. Elle est bâtie en belles pierres de taille ; sa figure est octogone par le bas, & hexagone par le haut : sa voute est soutenue par six colonnes.

Depuis quelque tems les eaux de Saint-Galmier ont fait beaucoup de bruit ; on leur attribue la guérison de pluſieurs maladies déſeſpérées. Sur la réputation des bons effets qu'elles ont produit, M. de Fleſſelles, Intendant de Lyon, zelé pour tout ce qui intéreſſe le bien Public & l'humanité, envoya en 1773, MM. de Lilia & Wilhermoz, Médecins, qui jouiſſent à Lyon d'une réputation bien méritée, pour en faire l'examen. Ces Meſſieurs n'ont point fait part au Public du réſultat de leurs obſervations : je vais donc expoſer avec le plus de briéveté & de ſimplicité qu'il me ſera poſſible, les expériences que j'ai faites pour découvrir les principes de ces eaux.

L'eau de Saint-Galmier eſt limpide ; elle a un goût vineux aſſez agréable. Il s'éleve de la ſource de groſſes bulles d'air qui ſe crévent ſur la ſurface de l'eau. Elle ſe perd dans le ruiſſeau de la Couaze, dans léquel il ſe fait des bouillonnemens fréquens, & s'éleve à la ſurface de l'eau de petits jets qui mouillent la main, ou ce qu'on leur oppoſe, à quatre ou cinq pouces de hauteur.

L'acide nitreux & l'acide marin excitent une efferveſcence légere dans les eaux de Saint-Galmier ; cette effervescence est assez vive lorsqu'on se sert, dans cette expérience, de l'acide vitriolique très-concentré.

La noix de galle n'y fait aucun changement, ce qui prouve assez qu'elle ne contient point de fer. On obtient un précipité blanc, en y versant de l'huile de tartre par défaillance & de l'alcali de soude, ce qui indique quelque sel neutre, dont la base est une terre absorbante. Le savon s'y dissout difficilement, & il y est bientôt décomposé.

La dissolution mercurielle très-saturée, mêlangée avec l'eau de Saint-Galmier, donne un turbith minéral; nouvelle preuve de l'existence d'une terre absorbante.

La solution d'argent par l'acide nitreux, y occasionne d'abord un précipité blanc; ce mêlange acquiert au bout de cinq à six minutes, une couleur ardoisée; marque à laquelle on reconnaît que l'argent s'est combiné avec l'acide vitriolique.

L'huile de chaux, ni l'alcali phlogistiqué, n'y procurent aucun changement.

Cette eau rougit la teinture de tournesol, tandis qu'elle verdit le ſirop de violettes ; ces deux effets paraiſſent oppoſés : mais j'ai déja obſervé que le changement de cette teinture était une créature de l'air fixe. L'eau de Saint-Galmier ne differe point par le goût, des eaux ſéléniteuſes des puits, lorſqu'elle a été dépouillée d'air par la ſecouſſe.

Trente livres de ces eaux évaporées à un feu lent, ont donné trois gros & demi de terre abſorbante, qui ſe diſſout très-aiſément dans le vinaigre diſtilé, ſans être ſoluble dans l'eau, cinquante-quatre grains d'un ſel ſéléniteux qu'on reconnaît facilement à ſon éclat brillant-argentin ; quarante grains de ſel marin & un peu de matière extractive qui paraît être de l'alcali fixe végétal, & qui mêlée avec l'acide vitriolique prend un peu la forme du tartre vitriolé, & la conſerve tant que le vaiſſeau reſte ſur le feu ; mais ce ſel devient déliqueſcent dès qu'il eſt expoſé à l'air libre.

La terre abſorbante démontrée dans ces eaux par ſa ſolubilité dans l'acide du vinaigre, j'ai décompoſé la ſélénite par le moyen de l'alcali fixe en *deliquium* ; il m'a fallu faire chauffer ce mêlange pour hater la décompoſition ; j'ai obtenu par ce moyen un tartre vitriolé, different de celui que m'a donné la matière extractive dont j'ai déja parlé. La terre calcaire qui en eſt réſultée, édulcorée & ſechée, m'a donné une belle ſélénite par ſon union avec l'huile de vitriol.

Une nouvelle évaporation de quatre-vingt livres d'eau poids de marc, a rendu un gros & démi de cette matière extractive, déja déſignée comme un alcali fixe végétal ; elle a donné par l'examen des marques non équivoques d'alcalicité. Elle verdit le ſirop de violettes, fait effervefcence avec les acides, & forme avec eux des ſels imparfaits. Il eſt réſulté de ſa combinaiſon avec l'acide marin, une eſpèce de ſel connu ſous le nom de ſel fébrifuge de Silvius ; avec l'acide vitriolique, une eſpèce de tartre vitriolé ; mais ces ſels tombent en *deliquium* dès qu'ils ſont expoſés à une atmoſphere libre, au lieu que le tartre vitriolé ordinaire tombe au contraire en eſſloreſcence l'orſqu'il eſt expoſé à l'air. Si on pouvait admettre avec M. Monnet des Embrions Salins dans les eaux minérales, je dirais que la matière extractive qu'on retire des eaux de Saint-Galmier, est de cette espèce.

On demandera sans doute comment l'alcali fixe végétal peut exister dans un fluide avec la sélénite, puisque c'est contraire aux loix ordinaires des affinités.

On répondra que les eaux de Saint-Galmier ne sont pas les seules où l'on rencontre ces deux substances ensemble; MM. Marteau & Monnet les ont trouvées dans les eaux d'Aumale. Ce dernier a aussi vu de l'alcali minéral & de la sélénite dans quelques fontaines d'Auvergne, & M. Venel en a découvert dans plusieurs sources. La raison la plus vraisemblable, est que ces substances, se trouvant étendues dans une grande quantité de véhicule, ne peuvent point agir les unes sur les autres. (a) D'ailleurs l'alcali des eaux de Saint-Galmier, n'étant point dans un état de per-

(a) *Ceci peut servir de réponse à l'objection qui m'a été faite par M. Roux, Professeur de Chymie aux Écoles de Paris, dans le Journal de Médecine du mois d'Août 1774.*

fection, n'a pas eu assez de force pour décomposer le sel séléniteux.

D'après les expériences précédentes, il paraît que les eaux de Saint-Galmier donnent à peu-près 26 grains de résidu par pinte. Je me suis assuré qu'elles donnaient dix pouces cubiques d'air par la machine de halles. Elles se corrompent quelque tems après leur transport, ce qu'on doit attribuer à cette matière extractive, qui en se développant doit occasionner une espèce de putréfaction. Elles contiennent aussi beaucoup moins d'air surabondant que les autres eaux de cette classe. On a toujours observé que celles qui en étaient le plus imprégnées se conservaient plus long-tems. J'ai remarqué, avec beaucoup d'autres, qu'elles se corrompaient plus tard dans les lieux secs que dans les endroits humides.

PROPRIÉTÉS

DES EAUX DE SAINT-GALMIER.

LES principes minéraux des eaux de Saint-Galmier les rendent délayantes, apéritives, absorbantes & stomachiques, ce qui est démontré par l'observation ; on a souvent éprouvé leurs bons effets, prises à la source, dans les maladies glaireuses & graveleuses des reins & de la vessie ; dans les ardeurs d'urine, la dysurie, la strangurie, &c. Dans les dérangemens des secours périodique des femmes, tels que la diminution de leur quantité, l'irrégularité de leurs périodes, leur retardement, leur suppréssion. On s'en sert aussi utilement dans le dérangement des digestions, sur-tout quand il dépend des crudités dans les premières voies, indiquées par des aigreurs, des cardialgies, &c.

EAUX de Sail le Château-Morand.

On trouve à deux cent pas du Village de Sail le Château-Morand, & à une lieue de Saint-Martin-Destreaux, trois sources d'eau thermales, & une quatriéme qui est froide ; elles coulent dans la basse-cour de M. Game, bourgeois de cet endroit, & dans deux prés voisins de la maison de ce même particulier. Les thermales font monter la liqueur du thermometre de Réaumur, au vingt-troisiéme degré. Une des trois verdit le sirop de violettes, précipite la dissolution mercurielle en jaune orangé, & la solution d'argent sous la forme de caillé blanc, ce qui annonce de la terre absorbante. Cette eau ne fait point effervescence avec les acides, & différe très-peu, ainsi que les autres sources, de l'eau ordinaire.

J'ai reconnu dans la quatriéme qui est froide, un goût ferrugineux semblable à celui de la poudre à canon. Son eau se colore avec la poudre de noix de galle, & verdit le sirop de violettes. Comme elle ne précipite point les dissolutions métalliques, qu'elle ne fait point effervescence avec les acides, & n'éprouve aucune altération par les alkalis; je n'y soupçonne que du fer. La liqueur du thermometre plongé dans cette source, s'est fixée au dix-septiéme degré.

EAU Duïvon, Paroisse de Crémeaux.

Au-dessous des bois Duïvon à une lieue de Saint-Just-en-Chevalet, est une fontaine dans le pré d'un particulier, dont le bouillonement est considérable; on l'entend sourdre à la distance de plus de trente pas. Elle a un goût vineux un peu désagréable, & serait vraisemblablement très-piquante si elle n'était mêlangée avec deux sources d'eau commune qui la dominent. Cette eau verdit le sirop de violettes, décompose le savon, forme un précipité blanc avec l'huile de tartre par défaillance, & avec la dissolution mercurielle; elle acquiert une couleur pourpre avec la noix de galle, fait gonfler un peu la vessie, & donne toutes les marques d'une eau spiritueuse. Comme notre Plaine de Forez est assez riche en eaux minérales de cette classe, j'ai crû pouvoir borner là mes recherches sur cette fontaine.

EAU de Salle-en-Donzy.

A Salle-en-Donzy, Village distant d'une petite lieue de Feurs, on trouve dans la basse-cour d'un paysan, un bassin d'eau thermale qui a été en usage autrefois; le foyer qui entretenait sa chaleur, doit sans doute, commencer

commencer à s'épuiser ; car le mercure étant au treiziéme degré à la température de l'atmosphere, s'est fixé au dix-huitiéme dans cette eau qui ne différe de l'eau commune qu'en ce qu'elle verdit un peu le sirop de violettes.

EAU des Quatre, près Feurs.

A un quart de lieue de Feurs, il est une fontaine qui sort d'un tronc d'arbre, & qui, dit-on, posséde la propriété de guérir la fiévre. Sur le récit qu'on m'en fit, je fus curieux de l'examiner. Elle a un petit goût styptique, prend teinte avec la noix de galle, verdit le sirop violat ; mais ne subit aucun changement par le moyen des autres réactifs : par l'évaporation, on n'en retire qu'une terre martiale en petits floccons.

EAU de Brandi-Bas-Prés Saint-Pal en Chalancon.

Au Brandi-Bas-Prés Saint-Pal en Chalancon, on trouve une source d'eau ferrugineuse, qui ne différe de celle des Quatre, qu'en ce qu'elle donne par l'évaporation un peu de terre absorbante outre la terre martiale.

EAU de Bas-en-Basset.

A un quart de lieue de Bas-en-Basset, petite Ville du Forez, on trouve une source d'eau minérale qui sort à travers un rocher en trois petits filets, au-dessus du ruisseau de Crysalon; cette eau ne contient que de la terre martiale & de la terre absorbante.

ANALYSE
DE LA SOURCE LA MARQUISE *DE VALS.*

LES eaux de Vals coulent dans un Bourg du Vivarais, à quatre lieues de Langogne, à six de Viviers & à huit du Puy-en-Velay; on y trouve cinq sources minérales peu distantes de ce Bourg & du torrent de la Volane. La plus proche du Bourg appellée la Marie est avant le Ruisseau; la Marquise, la Saint-Jean, la Dominique & la Camuse: sont de l'autre côté du ruiſſeau. M. Mitouard, démonſtrateur de Chymie à Paris, & membre de la commiſſion Royale, a ſuffiſamment fait connaître les principes qui minéraliſent la fontaine la Dominique (*a*), pour me croire diſpenſé d'en faire une nouvelle analyſe. Les autres ſources, quoique plus uſitées que la précédente, ne ſont encore connues que par leurs effets. Je me ſuis attaché principalement à l'analyſe de la Marquiſe, parce que c'eſt celle dont on fait le plus grand commerce, celle qui eſt la plus propre à être tranſportée, & celle enfin qui a produit les meilleurs effets en Médecine.

Examen par les réactifs.

Lorſqu'on débouche les flaccons qui contiennent l'eau de Vals, il ſe fait une exploſion qui annonce l'exiſtence d'un fluide élaſtique dans ces eaux. Après l'expérience de la ſecouſſe, l'air ſort avec aſſez d'impétuoſité, & le frémiſſement dure plus d'une minute dans le ſein du liquide. Le goût ſalé ne diminue point d'intenſité, après que ces eaux ont été purgées de leur air.

(*a*) *Traité analyt. des Éaux min. tom.* 2.

Une veſſie adaptée au gouleau d'une bouteille, contenait, après la ſecouſſe, près de trois pouces cubiques de fluide élaſtique par livre d'eau ; le réſultat en ſerait ſans doute plus conſidérable à la ſource.

Les eaux de Vals de la fontaine la Marquiſe, ſont limpides, légérement aérées & ont un goût un peu ſalé ; elles font efferveſcence avec les acides minéraux, & verdiſſent le ſirop de violettes.

L'alcali fixe en *déliquium*, & l'eſprit volatil de ſel ammoniac, n'y occaſionnent ni efferveſcence ni précipité.

J'ai plongé dans un bain Marie une bouteille de pinte qui contenait environ une livre & demie de ces eaux ; je me ſuis ſervi de la machine de M. Prietzley, qui eſt un canal de cuir de trois pieds de longeur ſur un pouce de circonférence, dont les extrêmités ont un tuyau de corne ; j'ai pratiqué une ouverture au bouchon de ma bouteille, propre à recevoir un de ces tuyaux, j'ai lié à l'autre extrêmité une veſſie bien vuide d'air, j'ai laiſſé pendant deux heures & demie mon vaiſſeau dans le bain Marie, c'eſt-à-dire, jusqu'à ce que tout le fluide élastique eut passé dans le récipient ; j'en ai obtenu par ce moyen un quart de pouce cubique de plus par livre d'eau ; c'est une preuve que l'air est très-adhérent dans ces eaux, & quoiqu'elles ne soient pas bien riches de cet être incoërcible, il ne laisse pas que de concourir avec les sels qu'elles contiennent, à leur conservation dans les vaisseaux.

L'infusion de noix de Galle n'y procure aucun changement, & la teinture de tournesol ne rougit pas ; mais ces deux effets sont différens à la source, puisque ces eaux contiennent du fer, comme on le verra plus bas, & qu'elles sont imbues d'un fluide élastique qui rougit ordinairement cette teinture, ainsi que je l'ai toujours observé dans les eaux minérales de cette classe.

Le savon ne fait point mousser ces eaux, & il s'y dissout difficilement. Le principe alcalin & l'air surabondant que les expériences précédentes y ont déja démontré, devraient les faire mousser comme celles de Sail-sous-Cousan, où ces deux principes dominent ; j'y ai pour lors soupçonné quelques sels neutres qui empêchaient cet effet. MM. Venel & Coſtel, célébres Chymiſtes, ont avancé que l'efferveſcence avec les acides ne prouvait pas l'alcalicité d'une eau, que l'efferveſcence était dûe à la rupture de l'union que le fluide élaſtique avait contracté avec elle ; j'ai purgé entièrement celle de Vals, de cet être volatil, & l'efferveſcence a été très-ſenſible avec les acides ; même avec celui du vinaigre.

L'alcali fixe au bout de quelques heures, occaſionne un léger précipité ocreux, qui annonce l'exiſtence du fer dans la fontaine la Marquiſe. Boulduc, avance que l'alcali minéral fait précipiter le fer ; cette expérience vient à l'appui de ſon ſentiment. Ce métal ſe dépoſe plus promptement par ce moyen, lorſque l'eau a été entièrement dépouillée de ſon air fixe, parce qu'il eſt pour lors moins ſoutenu dans le ſein de l'eau. Après cette expérience, une petite portion de terre calcaire ſurnage la terre martiale, parce qu'elle eſt moins peſante que cette derniere.

Si on filtre une certaine quantité de ces eaux à travers le papier Joſeph, qu'on faſſe diſſoudre dans l'acide vitriolique la terre qui n'a pu paſſer à travers le filtre, qu'on étende cette diſſolution dans l'eau diſtilée, qu'on y ajoute, dis-je, quelques gouttes d'une leſſive fuligineuſe, le fer ſe précipitera en bleu de Pruſſe.

La diſſolution d'argent par l'acide nitreux, la rend opaque pendant quelque tems; mais dès que l'argent s'eſt précipité, la liqueur devient claire: on obſerve ſeulement une légére pellicule à la ſurface du gobelet.

La diſſolution mercurielle m'a donné un précipité jaune aſſez abondant.

Le lait mêlé à froid avec ces eaux, au bout de quarante-huit heures, n'a point été décompoſé, bouilli avec elles, il a ſubi une altération ſemblable à celle qu'y opérent ordinairement les alcalis fixes; c'eſt-à-dire, que les trois principes conſtituans de cette émulſion animale, ſe ſont ſéparés ſans ſe caillebotter.

J'ai ſoumis à l'évaporation neuf livres de ces eaux à un feu de ſable, après avoir été filtrées à travers le papier gris; dès la première impreſſion de la chaleur, le fond & les parois du vaiſſeau étaient recouverts d'un millier de petites bulles d'air. Dès qu'on a cessé d'appercevoir ces bulles, il commence à se faire un précipité terreux qui continue presque jusqu'à la fin de l'évaporation. Ce précipité obtenu par le filtre, après avoir été lavé & seché, a pesé demi-gros. A peu-près à la diminution de la moitié du liquide, on apperçoit une crystallisation irrégulière tant que le vaisseau reste sur le feu; mais si on le laisse refroidir, on apperçoit une crystallisation semblable à celle qu'opére ordinairement le sel marin; par le secours de la loupe, on distingue aisément des petites nacelles quoiqu'un peu irréguliéres. Ce sel a un arrière goût amer, ce qui m'a d'abord fait présumer que sa base était terreuse; mais l'examen que j'en ai fait m'a prouvé le contraire. Le dépôt terreux lavé & séché, a pesé trente grains; j'ai obtenu ensuite un gros de sel marin : en poussant l'évaporation jusqu'à siccité, j'ai obtenu sept gros & demi d'alcali minéral.

Examen des produits de l'évaporation.

La terre absorbante s'est dissoute dans le vinaigre distillé, excepté cinq ou six grains qui paraissent tenir de la terre vitrifiable ; en combinant cette derniere terre avec l'acide vitriolique, on distingue, par le secours de la loupe, des crystaux de veritable alun.

Le premier sel que j'ai dit être du sel marin, a été divisé en trois portions égales pour en faire l'examen. J'ai versé dans la première de l'acide vitriolique, qui en a dégagé des vapeurs très-abondantes d'esprit de sel ; dans la seconde, j'ai versé de l'acide marin qui y a excité un leger mouvement d'effervescence, qui était due peut-être à un peu d'alcali surabondant, qui s'était crystallisé avec le sel. J'ai fait dissoudre du sel de soude dans de l'eau bien pure ; je l'ai mêlangée avec la troisiéme portion de ce sel pour en faire précipiter la terre ; cette affusion ne m'a donné ni effervescence ni précipité. Ce sel jetté sur les charbons ardens décrépite légérement : toutes ces expériences démontrent l'existence du sel marin dans ces eaux.

Les sept gros & demi restans que j'ai obtenu en poussant l'évaporation jusqu'à siccité, dont une partie est un peu rousse, étaient des petits prismes irréguliers. Ce sel fait effervescence avec les acides, & forme avec eux des cryſtalliſations telles qu'on les obtient ordinairement par leur combinaiſon avec l'alcali minéral.

Il réſulte de toutes ces expériences, que les eaux de la fontaine la Marquiſe de Vals, contiennent par livre trois pouces cubiques de fluide élaſtique, du fer en très-petite quantité, ſept grains & demi de terre abſorbante, demi-grain de terre vitrifiable, huit grains de ſel marin, & cinquante-ſix grains d'alcali minéral.

PROPRIÉTÉS DES EAUX MINÉRALES DE VALS,

Et leur comparaiſon, avec les principales Eaux Minérales du Forez.

LES principes qui minéraliſent les eaux de la ſource la Marquiſe de Vals, répondent aſſez aux effets qu'elles produiſent chaque jour. Le ſel marin leur donne une vertu purgative qu'elles possèdent, prises à la dose de quatre à cinq livres. Le fer, le fluide élastique & l'alcali minéral qu'elles contiennent, ne laissent pas que de les rendre toniques, résolutives & apéritives. Elles sont principalement propres à évacuer les saburres des premières voies ; elles remédient aux affections nerveuses & mélancoliques, aux maladies de langueur, à la cacochymie, aux jaunisses, aux obstructions des visceres du bas-ventre, &c. Elles diffèrent des eaux de Sail-sous-Cousan, & des principales eaux minérales du Forez, en ce que ces dernières ne contiennent point de sel marin qui les rendent purgatives comme celles de la source la Marquise. D'ailleurs par leur alcali minéral & les autres principes qui y dominent, elles peuvent remplir les mêmes indications. Les eaux de Cousan, par la quantité de fluide aérien qu'elles contiennent, peuvent être regardées comme les rivales de Spa, de Selters, de Langéac, de Saint-Myon, &c. Lorsqu'il s'agira de désobstruer, de guérir les maladies nerveuses, & celles de la peau ; les eaux de Cousan ainsi que celles de Saint-Alban, sont très-propres à produire ces effets. Lorsqu'on voudra purger la saburre & les humeurs glaireuses des premières voies, les eaux de Vals doivent avoir la préférence.

ANALYSE

DES EAUX DE VIC-LE-COMTE

EN AUVERGNE (a).

DE jour en jour on fait des progrès dans la connaissance des eaux minérales ; Louis XV, en créant une commission de Medecine, voulut hater les lumieres sur cette branche d'histoire naturelle. Déja les travaux de plusieurs Chymistes célébres, ont été consignés dans le second volume du traité analytique, que M. Raulin a publié par ordre du Gouvernement. M. de Bertin, Ministre éclairé qui protége les Sciences & les Arts, chargea M. Venel en 1773, d'analyser

(a). *Cette analyse, ainsi que celles qui la précédent, a été lue à l'Academie des Sciences de Lyon.*

toutes

toutes les eaux minérales du Royaume; cet important travail ne pouvait être confié à de meilleures mains, qu'à celles du célébre Auteur des deux Mémoires ſur les eaux de Selters, inſérés dans le deuxieme volume des Savans étrangers. Les Chymiſtes attendaient avec empreſſement que le Créateur de la Doctrine de l'air fixe, mit la dernière main à ſon ouvrage, lorſqu'une mort prématurée a arrêté cet illuſtre Profeſſeur au milieu de ſa courſe. Ceux qui s'intéreſſent à l'avancement des Arts, ont été ſenſibles à ſa perte. M. le Roi, connu par pluſieurs Mémoires de Phyſique & de Chymie, & par des ouvrages de Médecine qui lui ont fixé ſa réputation, s'eſt chargé de rédiger les analyſes qu'on a trouvé parmi ſes papiers. Comme M. Venel n'avait pas eu le tems de prendre des connaiſſances ſuffiſantes ſur toutes les eaux du Royaume, & que les ſources de Vic-le-Comte en Auvergne, n'avaient encore été examinées qu'imparfaitement, j'ai cru devoir en entreprendre l'analyſe : ce ſera l'objet de ce Mémoire.

Vic-le-Comte eſt une petite Ville de la Baſſe-Auvergne, à trois petites lieues d'Issoire, & à six de Clermont. A demi-lieue de Vic-le-Comte, sur la rive droite de l'Allier, est une fontaine minérale qu'on appelle eau de Sainte-Marguerite ou du Cornet. Elle parait prendre sa source dans une montagne, située du côté du matin, de laquelle on tire du plâtre & des terres calcaires. Sur l'autre bord de cette rivière, il coule une autre source au Nord-est de la Ville qu'on appelle du Tambour, parce que le bruit qu'elle faisait en jaillissant à travers les rochers, avant la nouvelle bâtisse, imitait assez celui d'un tambour. (*a*).

L'eau de Sainte-Marguerite ou du Cornet, est froide, piquante, limpide & salée; elle est de la classe des eaux gaseuses.

L'eau du Tambour différe de celle-ci, en ce qu'elle est plus chaude de quatre degrés, en ce qu'elle est plus

(*a*). Aubéri qui a écrit en 1604, sur les eaux de Vic-le-Comte, fait mention de sept fontaines qui y existaient pour lors; par l'inspection que j'ai faite sur les lieux, il m'a paru qu'à l'exception de celle du Tambour, qui est de l'autre côté de l'Allier, les six autres ne sont que la même source.

désagréable au goût, & en ce qu'elle est moins abondante en fluide élastique. D'ailleurs le résultat, par le moyen des réactifs, a été à peu-près le même, comme de verdir le sirop de violettes, d'acquérir une couleur vineuse avec la noix de galle, le thé, la noix de cyprès, &c. D'être précipitée par l'alcali fixe, de décomposer le savon, de rougir la teinture de tournesol & de donner de l'air fixe au moyen des vaisseaux pneumatiques. Les réactifs que je viens de nommer me paraissent être les seuls nécéssaires; tous les autres qu'on emploie ordinairement, peuvent être regardés comme des hors-d'œuvre absolument inutiles, & d'après lesquels on peut tirer de fausses conséquences. Les Chymistes les plus experts dans l'analyse des eaux minérales, paraissent être aujourd'hui convaincus de cette vérité. Parmi les signes équivoques qu'on déduit des altérations procurées par le moyen des mêlanges, je puis citer l'exemple suivant.

Lorsqu'on emploie des liqueurs salines qui altèrent sensiblement les eaux minérales, en y produisant des dégagemens & des nouvelles combinaisons, il faut bien pour avoir le complément de la recherche établie sur ce moyen, retrouver les matériaux naturels de la composition de l'eau minérale dans les nouveaux produits. Mais si ces principes étaient pour le moins aussi reconnaissables dans leur état primitif, il est au moins inutile de les en faire changer, & de s'embarrasser par-dessus cela du soin de reconnaître les principes qui avaient appartenus au réactif employé. Par exemple, qu'en versant du mercure dissous dans l'acide nitreux dans une certaine eau minérale, j'obtienne un précipité jaune, & que je ne me contente pas de cette apparition pour décider qu'il y a dans cette eau un sel vitriolique, tel que le sel de glauber, la sélénite, &c. je suis obligé de chercher ensuite dans l'eau que j'ai décomposée, les sels qui doivent avoir résulté de l'échange que mes deux sels neutres ont fait de leur acide & de leur base: savoir, du nitre quadrangulaire & du turbhit minéral. Mais s'il est beaucoup plus simple & plus sûr de constater directement la nature de ce sel de glauber sans l'avoir décomposé, je puis avancer avec fondement que la méthode des réactifs dans l'examen des eaux minérales doit être regardée comme ſuperflue, qu'elle eſt même plus pénible que la voie de l'évaporation. Et comme dans l'exemple propoſé, les principes ordinaires des eaux minéralès autres que les ſels neutres vitrioliques, peuvent précipiter en jaune le ſel mercuriel dont je viens de parler, je me contenterais d'un ſigne équivoque, ſi ſans examen ultérieur, je concluais en faveur d'un ſel vitriolique par la ſeule apparation d'un précipité jaune; & enfin ſi plus ſagement je me permetais ſeulement de conclure d'après l'apparition de ce précipité que ces eaux contiennent, l'une des matières qui peuvent précipiter le ſel mercuriel en jaune, je n'aurais qu'un indice vague & une notion incomplette. Il faut joindre à ceci que la couleur du précipité dont il s'agit, varie encore par divers états du ſel mercuriel, ſelon qu'il eſt exactement neutre, ou plus ou moins ſaturé d'acide, & ſelon pluſieurs autres circonſtances que les Artiſtes même les plus habiles, ne peuvent pas toujours prévoir ou eſtimer. Je me ſuis donc contenté d'employer les mêlanges dont je viens de parler ; & j'ai soumis à l'évaporation quinze pintes de chaque source.

Le Vaisseau évaporatoire de l'eau de Sainte-Marguerite, est recouvert d'un millier de petites bulles, dès que la chaleur est assez forte pour procurer le dégagement d'air ; il commence ensuite à se précipiter une terre calcaire confondue avec un peu de terre martiale qui paraissait n'avoir d'autre dissolvant que l'air fixe. Le précipité terreux est toujours de la même nature jusqu'à la fin de l'évaporation, qu'on apperçoit une crystallisation d'un sel neutre que la figure cubique des crystaux & les expériences de différens réactifs, m'ont convaincu être du sel marin. Ce sel bien désséché à pesé deux gros.

Les principes minéraux qu'on obtient de la source du Tambour, sont à peu-près les mêmes que ceux que la fontaine Sainte-Marguerite tient en dissolution, excepté qu'on apperçoit tout-à-fait sur la fin de l'évaporation de l'eau du Tambour, un sel crystallisé en forme d'éguilles. Ce sel a une saveur un peu amere ; exposé au feu il se liquéfie. On voit d'avance que c'eſt du ſel de glauber à qui j'ai affaire. On ſait que c'eſt un des ſels neutres qui ſe charge d'une plus grande quantité d'eau dans ſa cryſtalliſation que les autres ſels de cette claſſe : en le décompoſant, par l'intermede du phlogiſtique, j'en ai obtenu un peu de ſouffre.

D'après ces expériences, l'eau de Sainte-Marguerite contient un peu de fer, de la terre calcaire, du ſel marin & de l'air fixe ; celle du Tambour, outre les ſubſtances que je viens de nommer, contient de plus du ſel de glauber.

PROPRIÉTÉS DES EAUX *DE VIC-LE-COMTE.*

LES eaux de Vic-le-Comte ſont connues dépuis long-tems. Par les obſervations qui ont été faites ſur différens malades, on s'eſt convaincu qu'elles ſont apéritives, toniques, déſobſtruantes, & laxatives. On peut employer celles de la ſource Sainte-Marguerite, comme propres à donner du reſſort à l'eſtomac, lorſque ce viſcére eſt affaibli ou lorſque les digeſtions ſont dérangées ; comme propres à remédier aux jauniſſes, aux pâles couleurs & à la ſuppreſſion des régles. Les eaux de la fontaine du Tambour, ſont moins toniques en ce qu'elles ſont moins froides, & en ce qu'elles contiennent très-peu de fer ; mais le ſel de glauber leur donne une vertu plus apéritive & plus laxative. Elles conviennent dans toutes les obſtructions des viſcéres, elles diviſent les matières viſqueuſes & glaireuſes qui tapiſſent le canal inteſtinal ; elles procurent l'écoulement des régles, diviſent la lymphe lorſqu'elle eſt trop épaiſſe, & remédient aux maladies de la peau.

MALADIES

AUXQUELLES

NOS EAUX NE CONVIENNENT PAS.

APrès avoir détaillé les propriétés des eaux de Cousan, Montbrison, Vals, Vic-le-Comte, &c. il est essentiel de dire dans quel cas ces eaux seraient plus nuisibles qu'utiles.

Les eaux de Cousan, Vals, Montbrison, &c. ne conviennent point dans les maladies inflammatoires, ni dans les maladies aiguës, elles seraient nuisibles dans les abcès, les ulcères du poumon, & dans toutes les maladies de poitrine. Dans certaines fiévres lentes, sur-tout celles qui ont pour cause des ulcérations internes, dans les fiévres hectiques, dans les fiévres continues ou subintrantes, dans les hydropisies confirmées, dans l'épilepsie idiopatique, qui a son siége dans le cerveau. Elles réussissent assez-bien dans celle qui est sympathique. On peut les employer en lavemens & en boisson dans les fiévres putrides, en qualité d'anti-septiques.

Quoique ces eaux ne conviennent point dans la pulmonie, on sait que l'air fixe produit de bons effets dans ces sortes de maladies. M. Percival, Médecin Anglais, a conseillé à plus de trente personnes attaquées de phtysie pulmonaire, d'inspirer au moyen de la buse d'une caffetière, l'air fixe détaché par l'effervescence de la chaux avec le vinaigre. Ce remede a diminué considérablement la fiévre étique, & les crachats ont changé en mieux. Cependant il n'a pu opérer aucune guérison parfaite, malgré le concours des médicamens internes les mieux administrés. M. Percival assure néanmoins que le Docteur Withering à Stafford, a été plus heureux. L'air fixe employé à la guérison des cancers, soulage les malades, diminue la violence des douleurs, & change en mieux la suppuration. Cependant il ne paraît pas qu'il puisse conduire à une entière guérison. L'Auteur conseille d'administrer dans les fiévres malignes des vins abondans en air fixe ou imprégnés de ce fluide. Il convient même de charger d'air fixe la boisson ordinaire des personnes attaquées de ces maladies.

Lorsqu'il y a devoiement à la fin des fiévres malignes, la vapeur de chaux & d'huile de vitriol introduite dans les intestins, au moyen de la machine imaginée pour les lavemens de fumée de tabac, a calmé promptement la diarrhée, corrige la chaleur & la puanteur des selles, & écarté dans l'espace de deux jours tous les symptômes dangéreux (*a*). L'air fixe est aussi très-propre pour prévenir & guérir le scorbut. Nos eaux peuvent donc être employées dans les maladies scorbutiques : mais l'air fixe seul convient dans les cancers & les phtysies pulmonaires.

Préparations pour boire les eaux minerales.

Avant que de boire nos eaux minérales, il est utile de débuter par quelques préparations telles que la saignée, la purgation, des tisanes délayantes, des apozêmes, des bouillons, des bains domestiques, le lait

(*a*) *Essays médical and. axpérimental.*

de vache, de chévre, d'anesse, &c. Toutes ces choses doivent être conseillées aux malades, par un Médecin prudent & éclairé, selon la nature de leur maladie, leur âge, leur sexe, leur tempérament, &c.

Préparations à l'usage des eaux minérales pour les tempéramens bilieux.

L'homme bilieux est ordinairement maigre, mais fort & robuste, sa peau est séche & aride; son teint est brun, jaune & olivâtre. Les mouvemens de systole & de diastole du cœur, se font chez lui avec beaucoup d'impétuosité, les artères battent fortement & les veines sont assez saillantes. Sa bile est souvent âcre & est très-sujette à s'épaissir; son haleine est forte & désagréable: tout en un mot, annonce en lui sa vivacité, soit pour le physique, soit pour le moral. Les eaux minérales rafraîchissantes, telles que celles de la source de l'Hôpital de Montbrison, celles de la fontaine de la Rivière, ou celles du Cornet, de Vic-le-Comte, conviennent beaucoup à un pareil tempérament. On débutera

débutera par des purgatifs doux, tels que la casse, les folicules de séné, la crême de tartre & la manne. On le mettra à l'usage des bains domestiques, du petit lait, des bouillons rafraîchissans, &c. le lait conviendra beaucoup au bilieux, si son estomac s'en accommode. Les apozêmes faits avec les plantes chicoracées ou savoneuses, telles que les feuilles de dent-de-lion, de laitue, de chicorée, de scolopendre, de bourrache, de buglosse, de poirée, &c. les racines de patience sauvage, de pissenlit, de scorsonére, de fraisier, &c. conviendront beaucoup à l'homme bilieux. On fera le choix parmi ces remedes selon le goût du malade, & selon la nature de son mal. On ne négligera pas de lui tenir le ventre libre au moyen des lavemens.

Préparations pour les tempéramens sanguins.

L'homme sanguin est celui que la nature a le plus favorisé; une physionomie riante & animée, des yeux ordinairement bleus, un teint vermeil & uni, sur lequel les lys & les roses semblent se disputer l'empire, une peau blanche & douce, de l'embonpoint, des veines bleues, dans lesquelles le sang circule avec beaucoup de facilité, une belle stature & beaucoup de gaieté, sont ordinairement les traits qui le caractérisent.

On préparera les malades d'un tel tempérament par des saignées du bras, & on pourra les purger de la manière qui suit.

Prenez de pulpe de tamarins, une once; faites infuser chaudement pendant la nuit, dans une grande verrée de petit lait; passez: ajoutez à la colature deux gros de sel d'epsum & deux onces de manne, le tout pour une verrée.

Lorsque les sujets ne seront pas aisés a être purgés, on ajoutera à ces médecines des sirops purgatifs, tels que celui de roses pâles, de chicorée composée, ou celui de fleurs de pêchers.

AUTRE.

Prenez folicules de séné, trois gros;
Sel d'epsum, deux gros,
Pulpe de tamarins, demi-once; faites bouillir dans deux verrées d'eau

juſqu'à la réduction d'une verrée : faites fondre dans la colature une once & demie de manne, & ajoutez une once de ſirop de chicorée composé.

Ces médecines ſeront faites quelquefois dans des décoctions de chicorée, ou de fleurs de violettes, ſelon les indications.

AUTRE.

Prenez folicules de ſéné, demi-once ;

Crême de tartre, deux gros,

Sel d'epſum, deux gros ;

Faites bouillir dans quatre verrées d'eau, j'uſqu'à la réduction de deux : faites diſſoudre dans la colature, trois onces de manne.

On donnera la ſeconde verrée une heure & demie après la première.

Lorſque les malades prendront des bains domeſtiques, on leur fera boire à l'iſſue de chaque bain dix à douze onces de petit lait, qu'on aura fait clarifier avec un blanc d'œuf ou avec quinze grains de crême de tartre.

Comme je publie cet Ouvrage, dans l'intention d'être utile, j'ai cru ne pouvoir remplir complétement ma tâche, qu'en indiquant pluſieurs formules, pour les différens remédes, qu'on est dans l'usage de prendre avant la boisson des eaux : les suivantes me paraissent propres à remplir le but qu'on se propose.

BOUILLONS.

Prenez de chair de veau ou d'agneau, demi-livre ; faites bouillir pendant une heure & demie dans une suffisante quantité d'eau, afin qu'il en reste une écuellée. Ajoutez ensuite de feuilles de chicorée & de celles de laitue, de chaque une demi-poignée.

Feuilles de cresson de fontaine, une pincée,

Racine de fraisier, une once ;

On laissera bouillir le tout pendant un quart d'heure & on coulera : On peut ajouter à la colature une once de suc de citron.

Ce remede sera pris le matin à jeun, pendant quinze à vingt jours.

AUTRE.

Prenez un poulet écorché & vuidé, remplissez le ventre d'une poignée d'orge & d'une demi-once de semences froides majeures : faites bouillir pendant deux heures & demie, dans une suffisante quantité d'eau, afin qu'il en reste deux écuellées. Ajoutez ensuite,

Feuilles de pissenlit & de laitue, de chaque une demi-poignée;

Feuilles d'aigremoine & de scolopendre, de chaque une pincée;

Faites bouillir ces plantes pendant un quart d'heure & coulez: faites dissoudre dans la colature deux gros de nitre purifié.

On prendra la moitié de ce reméde le matin à jeun, & le reste le soir en se couchant.

APOZEMES.

Prenez racine de fraisier & de celle de chicorée, de chaque une once;

De semences froides majeures, une once,

Feuilles d'ozeille & de pissenlit, de chaque une demi-poignée.

Faites cuire le tout dans trois chopines d'eau, jusqu'à la réduction d'une pinte. Faites dissoudre dans la colature un gros de crystal minéral, & ajoutez deux onces de sirop de violettes ou de celui de limon.

AUTRE.

Prenez de racine de guimauve & de nénuphar, de chaque une once ;

Des ſemences froides majeures, une once, dont on fera un nouët,

Des feuilles de bourrache & de laitue, de chaque une poignée.

De raiſins ſecs, une once.

Faites bouillir dans ſix livres d'eau que vous laiſſerez réduire à quatre livres ; quelques momens avant de retirer le pot du feu ajoutez deux pincées de fleurs de mauves : paſſez : ajoutez à la colature deux onces de ſirop d'épine-vinette.

TISANES.

Prenez de racines de chiendent concaſſées, une once,

De racines de regliſſe, demi-once ;

D'orge entier, une demi-poignée ;

Fleurs de mauves ou de celles de violettes, une demi-poignée :

A la colature de deux pintes, on fera diſſoudre un gros & demi de cryſtal-minéral.

AUTRE.

Prenez une once de graines de lin ;

dont vous formerez un nouet;

De racine de fraisier, une once; faites bouillir pendant une demi-heure dans une suffisante quantité d'eau, afin qu'il en reste six livres. Quand vous serez prêt à retirer la tisane du feu, ajoutez-y une pincée de fleurs de guimauve & autant de celles de bouillon blanc: passez.

Ces remédes pourront convenir au bilieux ainsi qu'au sanguin.

Préparations pour les tempéramens phlégmatiques ou pituiteux.

Beaucoup d'embonpoint, une taille assez avantageuse, une chair molle ainsi que la graisse, de la lenteur dans la démarche, ainsi que dans les actions, les cheveux noirs ou châtains, le visage pâle & souvent bouffi, des yeux bleus, mais ordinairement éteins & languissants, des petits vaisseaux dans lesquels les fluides circulent avec beaucoup de peine: tels sont les signes auxquels on reconnaît l'homme pituiteux. Les préparations aux eaux minérales, doivent être un peu différentes pour un tel témpérament, que pour le bilieux & le sanguin. Il faut moins délayer & moins humecter. On commencera par le faire vomir s'il y a indication, & on pourra le purger avec ce qui suit.

Prenez de séné mondé, trois gros;
De racine de polypode, une once,
De rhubarbe concassée, un gros,
De sel d'epsum, deux gros :
Dans la colature d'une verrée on fera dissoudre deux onces de manne.

AUTRE.

Prenez de séné mondé, deux gros;
De rhubarbe concassée & de tartre soluble, de chaque un gros.

Faites dissoudre dans la colature deux onces de manne : ajoutez deux grains de tartre stibié pour une verrée.

TISANE ROYALE.

Prenez de séné mondé, une once.
Graine d'anis & de coriandre, de chaque une pincée; mettez infuser pendant la nuit dans une livre & demie d'eau avec un citron coupé par tranches; pour une tisane purgative qu'on prendra par verrées.

On continuera cette tisane autant de tems que l'état du malade l'exigera; & avant de le faire passer à l'usage des eaux minérales, on lui fera prendre chaque matin un bol fait avec dix ou douze grains de rhubarbe en poudre, & douze grains de racine de pyréthre aussi en poudre, qu'on mélangera avec quelques gouttes de sirop de capilaire. On donnera ce remede pendant huit à dix jours consécutifs, en faisant boire par-dessus une tasse d'infusion de petite centaurée ou de petit chêne.

L'exercice est très-necéssaire à l'homme pituiteux ; il observera un régime exact, & soupera, sur-tout, très-légérement. Comme les humeurs superflues abondent chez lui, on aiguisera chaque jour ses eaux avec le sel de saignette ou celui d'epsum. Quoique le sommeil de l'après-midi soit contraire à tous les buveurs, il est encore plus nuisible à l'homme phlegmatique qu'à tout autre ; il doit donc être severe à lui-même sur cet objet.

Préparations pour les tempéramens mélancoliques.

Depuis que le luxe a commencé à régner, depuis que les hommes se sont renfermés dans des Villes où ils menent une vie molle & sédentaire ; depuis que les lettres ont affaibli nos corps en ornant la portion la plus précieuse de notre être : les tempéramens mélancoliques sont devenus très-communs. C'est sur-tout, chez les femmes du monde qu'on le rencontre le plus souvent. On a désigné chez elles sous le nom de *vapeurs*, les effets d'une pareille constitution.

Le visage du mélancolique est allongé, ses yeux sont sombres & enfoncés dans leur orbite ; le teint paraît souvent jaune ou brun ; ses joues sont séches & avalées ; ses cheveux sont blonds ou châtains ; le corps est maigre, sa démarche est souvent grave & quelquefois très-précipitée, (car les mélancoliques sont faits pour les extrêmes) ; & sa taille est ordinairement assez avantageuse. Quant aux femmes vaporeuses, les traits du visage ne sont pas aussi altérés chez elles que chez les hommes mélancoliques (*a*).

(*a*). *On voit que je ne parle ici que de la constitution physique de chaque tempérament ; il y aurait beaucoup à dire sur les effets moraux qui résultent des différentes liqueurs qui circulent dans nos corps ; mais ce n'est point ici de mon objet : on peut consulter sur*

Les eaux minérales conviennent plus à un pareil tempérament qu'à tout autre ; on donnera toujours la préférence aux eaux ferrugineuses, & à celles qui sont le plus éloignées. Les eaux de Saint-Alban, de Vals, de Sail-sous-Cousan, de Vic-le-Comte, & celles de Montbrison, conviendront beaucoup au mélancolique ; mais il ira les boire sur les lieux. L'aspect riant de la campagne, la variété des objets, l'exercice qu'on fait nécessairement en voyagant ; la gaieté qui régne ordinairement parmi les buveurs ; sont autant de moyens de guérison qu'il ne doit pas négliger.

Il est peu de cas où il soit nécessaire de saigner les mélancoliques avant la boisson des eaux minérales ; on les préparera par des purgatifs doux, tels que les suivants.

Prenez de racine de polypode, une once ;

De folicules de séné, deux gros,

De sel d'epsum, un gros,

De manne, deux onces :

ce sujet M. Clerc dans son Histoire naturelle de l'homme considéré dans l'état de maladie, & M. de Lignac dans son tableau de l'homme & de la femme considérés physiquement.

A la colature d'une verrée, on ajoutera une once de ſirop roſat ſolutif.

On purgera en pluſieurs verrées & en tiſane royale, lorſque le cas l'exigera.

Les bouillons anti-ſpaſmodiques, les bains domeſtiques, le petit lait, &c. doivent être préliminairement employés.

Bouillons anti-ſpaſmodiques.

Prenez de racines de pivoine mâle, une demi-once;

De racines de valériane ſauvage, un gros,

De caſcarille, une dragme,

De feuilles d'oranger, au nombre de ſix,

De ſommités de fleurs de caille-lait jaune, une pincée,

De chicorée amere, une poignée:

On fera du tout un bouillon ſelon l'Art, avec ſix onces de collet d'agneau.

A défaut de feuilles d'oranger, on ſe ſervira de l'écorce de l'orange.

Quoique je ne ſois point entré dans tous les détails ſur les moyens qu'il faudrait mettre en uſage pour préparer chaque tempérament à la boiſſon

boiſſon des eaux minérales, je crois avoir néanmoins ſuffiſamment inſtruit mes lecteurs pour qu'ils puiſſent juger par eux-mêmes quels ſont les remedes auxquels ils doivent donner la préférence parmi tous ceux que j'ai indiqué ici.

La ſaiſon la plus favorable de l'année pour boire les eaux minérales.

Les eaux de Couſan, Vals, Vic-le-Comte, &c. ſouffrent le tranſport, mais ne produiſent jamais d'auſſi bons effets qu'à la ſource. Le tems le plus propre pour les boire, eſt tout le courant du mois de Juin, une partie de Juillet & tout le mois de Septembre. Comme les automnes ſont aſſez belles dans notre Plaine, on peut ſouvent les continuer juſqu'à la fin d'Octobre. L'air eſt très-bon à Couſan, à Saint-Alban & à Saint-Galmier; on peut éviter les fiévres endémiques de la plaine, en allant boire les eaux au printems & en automne. Quoique ces deux ſaiſons ſoient les plus favorables pour les malades, elles peuvent être bues néanmoins dans tous les tems lorſque le cas l'exige.

Combien de tems on doit prendre les eaux.

On peut boire les eaux minérales pendant quinze jours, trois ſemaines, un mois & même plus, ſelon le genre de la maladie & le tempérament du malade. Lorſque les eaux doivent être continuées pendant long-tems, il eſt ſouvent néceſſaire de remplir les intervalles par quelques bouillons ou tiſanes tempérantes: mais comme on ne peut preſcrire ici que des régles générales, c'eſt au Médecin qui ſera conſulté, à décider ce qui ſera le plus convenable à chaque malade.

La doſe des eaux minérales & l'heure la plus convenable pour les boire.

La doſe des eaux varie ſelon le genre de la maladie & l'eſtomac des malades; la doſe commune eſt néanmoins depuis trois chopines meſure de Paris, juſqu'à cinq chopines & même *plus. On peut commencer à les boire ſur les cinq à ſix heures du matin, en prenant une verrée tous les quarts d'heure qui contiendra ſept à huit onces. On ſe promenera dans les intervalles ſans ſe fatiguer. On ſe contentera les premiers jours de quatre à cinq verres, on augmentera ſucceſſivement juſqu'à huit & dix, & on ira enſuite en décroiſſant. Il eſt quelquefois utile d'aiguiſer nos eaux avec des ſels neutres, tels que celui de glauber, de ſaignette, d'epſum, de duobus, &c.

On peut marier avec ſuccès le kinkina avec les eaux de Couſan & celles de la fontaine de la rivière de Montbriſon, lorſque les fiévres intermittentes n'on pû céder aux remedes généraux, & qu'elles ſont entretenues par quelques obſtructions des viſcéres, du mézentere ſur tout. Les malades peuvent délayer leur kinkina dans le premier gobelet d'eau, & boire enſuite par-deſſus la quantité qui leur convient pour la matinée. On prend enſuite les autres doſes de kinkina à l'heure ordinaire, & la fiévre céde facilement. Le ſel d'abſynthe, le ſel ammoniac, celui de petite centaurée, de chardon bénit, &c. peuvent auſſi être mariés avec nos eaux.

Il eſt bon de prevenir ici (*a*) qu'il

(*a*) *Je ne ſaurais aſſez inſiſter ſur cet objet.*

ne faut pas chauffer les eaux lorsqu'on les boit hors de la source ; ce mauvais usage a deux inconvéniens. Le premier est que l'eau tiéde relâche l'estomac, & le rend paresseux à faire ses fonctions ; si on fait prendre ce remede pour quelque dérangement de ce viscére, le bût qu'on s'était proposé est manqué par ce moyen : d'ailleurs l'eau tiédè dégoute plus les malades que la froide. Secondement le fer ne se tient dissous qu'à un certain degré de fraîcheur ; si on fait tiédir les eaux ferrugineuses, ce métal se précipite dès la prémiere impression de la chaleur[1], dans cet état les eaux n'agissent plus que comme salines ; le fluide élastique qui augmentait leur action se dissipe : elles ne produisent plus pour lors d'aussi bons effets.

La manière d'administrer les eaux thermales, est bien différente de la notre ; comme la plupart des malades

[1] *d'autant plus que la mauvaise habitude de faire tiédir les eaux minérales est assez générale, & qu'elle est même souvent fortifiée par les conseils de quelques Médecins qui n'ont sans doute pas assez réfléchi sur la manière d'agir de l'eau tiéde.*

qui les boivent sont affectés de quelques maux de poitrine, & que l'eau froide irriterait trop le tissu délicat du poumon, on est obligé de les faire dégourdir au bain Marie, mais comme je l'ai remarqué plus haut, nos eaux ne conviennent point à ces espéces de maladies.

Les femmes grosses ou celles qui ont leur regles penvent-elles boire les eaux minerales ?

On m'a souvent demandé si on pouvait prescrire les eaux minérales à une femme grosse, j'ai toujours répondu pour l'affirmative ; & j'ai pour moi la raison & l'expérience. Je les ai conseillées avec succès à beaucoup de femmes dans cet état ; d'autres se sont trouvées enceintes sans le savoir, & je n'en ai jamais vû résulter aucun mauvais effet. On est souvent obligé de les saigner afin que les eaux passent mieux ; comme l'estomac est le viscère le plus affecté dans la grossesse, & que nos eaux sont stomachiques, les femmes s'en trouveront toujours très-bien, pourvu qu'elles soient exactes à observer le régime, & à prendre les précautions nécessaires avant & après leur boisson.

Quant à celles qui ont leurs régles, elles doivent s'en abstenir dans ce tems-là. Il faut toujours respecter la nature & ne la jamais troubler dans ses fonctions. Les eaux minérales ne doivent être permises qu'à celles chez qui cette évacuation périodique n'est pas assez abondante : il faut pour lors qu'elles boivent sobrement. Si une femme est mal réglée, si la matière qu'elle rend est sanguinolente, sereuse, verdatre, ichoreuse ou blanchâtre, on peut dans ce cas boire nos eaux copieusement ; elles ne produiront jamais aucun mauvais effet. On peut aussi permettre les eaux minérales aux enfans & aux vieillards, lorsque le cas l'exigera.

RÉGIME que doivent observer les Buveurs.

On doit choisir un endroit frais pour boire les eaux ; il faut faire un exercice modéré non-seulement en les buvant, mais encore après les avoir bues. On ne prendra rien jusqu'au dîner, à moins que l'habitude ou la faiblesse de l'estomac ne fassent une nécéssité du déjeuner. Dans ce cas on se contentera d'une croute de pain & d'un verre de vin avec moitié eau, ou d'un bouillon gras dans lequel on fera cuire une pincée de cerfeuil. Les malades peuvent satisfaire leur appétit à, dîner pourvu qu'ils ne surchargent pas leur estomac; mais il faut qu'ils soupent très-légérement.

Les buveurs, pendant tout le tems qu'ils prennent les eaux, doivent s'abstenir des boissons incendiaires, telles que celles du caffé, du thé, du chocolat, de toutes les liqueurs spiritueuses & des fruits à l'eau-de-vie. Ils en mangeront très-rarement de crud, mais ils pourront en user de cuits & en compote: leur vin sera toujours bien trempé. Ils feront gras, mais ils doivent éviter tous les alimens acides, lourds & de difficile digestion; tels que la pâtisserie, le beurre, le fromage & le laitage. Les viandes salées & épicées doivent être proscrites. Les légumes potagers, tels que les différens pois, les épinards, les asperges, les artichauds, le scelery, &c. doivent avoir la préférence sur les autres alimens. Les ſoupes farineuſes de toutes les eſpéces conviendront aſſez à leur état, ainſi que le poiſſon leger, la volaille & toutes les viandes blanches. Les jeux, tels que celui du billard, la danſe, la muſique, ainſi que les lectures agréables, favoriſeront beaucoup le ſuccès des eaux; mais on ne doit en uſer que pour ſe recréer l'eſprit; car on ſent aſſez que les gros jeux & l'étude en occaſionnant une forte tenſion au genre nerveux, l'affecteraient déſagréablement. Les chagrins, les inquiétudes & toutes les paſſions de l'ame, aujourd'hui ſi communes parmi les gens du monde, s'oppoſeraient aux bons effets de nos eaux: c'eſt pourquoi les buveurs tâcheront de ſe diſſiper, & de ne s'occuper que d'idées agréables. Dans des tems humides & pluvieux, les malades boiront les eaux chez eux dans une chambre, où on fera un peu de feu. On ſait combien la tranſpiration inſenſible ſupprimée pourrait être nuiſible aux buveurs. On a vu ſouvent ſurvenir des bouffiſſures générales & d'autres accidens fâcheux, lorſqu'on s'eſt imprudamment expoſé au froid & à l'humidité. On aura la précaution de bien rincer les bouteilles & de les bien boucher lorſqu'on tranſportera les eaux (*a*) ; le fluide élaſtique qu'elles contiennent, leur donne de l'action : il eſt bon de prévenir ſa diſſipation.

Nos eaux enivrent un peu & donnent de la propenſion au ſommeil, ſur-tout lorſqu'on a fait des excès à table, ſoit dans le boire ſoit dans le manger. Il faut éviter ce penchant pendant la journée, en promenant ſoit à pied, ſoit à cheval, ſoit en voiture. On ſait combien l'équitation & le mouvement de la voiture favoriſent la circulation des fluides, ainſi que toutes les ſecrétions : on uſera donc de cet exercice le plus ſouvent que l'on pourra. Comme elles picotent & agacent agréablement le ſyſtême des nerfs, elles augmentent

(*a*) On devrait toujours tranſporter les eaux minérales dans des vaiſſeaux de verre ; ceux de terre ou de grès ne conviennent point. Le fluide élaſtique s'y diſſipe aiſément lorſqu'ils ſont expoſés à l'ardeur du ſoleil dans un long tranſport ; les ſels entrent aiſément à travers leurs pores. Les eaux ſe corrompent dans peu & ne ſont plus auſſi actives : les vaiſſeaux de verre, au contraire ſont impénétrables.

les passions ; mais il ne faut pas s'aller briser à cet écueil : les buveurs doivent être d'une sobriété à toute épreuve s'ils veulent retirer quelque avantage de la boisson des eaux (*a*).

(*a*) Je pourrais joindre ici une multitude d'observations pour constater les bons effets de nos eaux ; mais elles grossiraient inutilement ce mémoire : ce que j'ai dit me paraît suffisant pour faire connaître les principes qui les minéralisent, ainsi que leurs propriétés.

FIN.

LISTE ALPHABETIQUE des Eaux Minérales du Forez, & des autres Sources que j'ai analysé.

Saint-Alban est à deux petites lieues de Roanne dans le bas Forez. On y trouve quatre sources d'eau minérales qui contiennent de l'air, du fer, de la terre absorbante, de la sélénite, & de l'alcali minéral.

Les Eaux de Bas-en-Basset dans le Forez, sont éloignées d'un quart de lieue de la Ville. Elles sortent d'un rocher en trois petits filets, au-dessus du ruisseau de Crysalon ; elles ne contiennent que du fer & de la terre absorbante.

La Source de Brandi-Bas-Près Saint-Palen Chalancon, est une Eau ferrugineuse qui tient en dissolution un peu de terre absorbante.

EAU DUÏVON Paroisse de Crémeaux. *pag.* 95.

A une lieue de Saint-Just en Chevalet, au-dessous des bois Duïvon, on trouve une Fontaine minérale dans le pré d'un particulier. Cette Eau est riche en fluide élastique. Elle tient en dissolution du fer, des sels & des terres calcaires.

GALMIER (Saint), *p.* 87.

A St-Galmier, petite Ville du Forez, est une Fontaine minérale fort ancienne. Elle contient de l'air de la sélénite, de la terre absorbante, du sel marin & de l'alcali fixe végétal.

MONTBRISON, *pag.* 61.

On trouve à Montbrison, capitale du Forez, trois sources d'eau minérales. La romaine tient en dissolution des sels neutres, de l'air, du fer & des terres calcaires; celle de l'Hôpital, de l'air, des terres absorbantes & de l'alcali minéral. La troisiéme source, qui est celle de Rivière, contient de l'air, du fer, de la terre calcaire & de l'alcali minéral.

EAU

EAU DES QUATRE, *p. 97.*

Cette Eau ſort d'un tronc d'arbre à un quart de lieue de la Ville de Feurs; elle contient très-peu de fer, & de terre abſorbante en petite quantité.

EAU DE SAIL LE CHATEAU-MORAND, *page 94.*

Ces Eaux coulent à deux cent pas du Village de Sail le Château-Morand dans la baſſe-cour de M. Game, & dans deux prés voiſins de la maiſon de ce même particulier. Trois de ces ſources ſont thermales & la quatriéme eſt froide. Les thermales différent très-peu de l'Eau ordinaire, puiſqu'elles ne contiennent que de la terre abſorbante. La froide ne tient en diſſolution que du fer & de la terre abſorbante.

EAU DE SAIL-SOUS-COUSAN, *page 72.*

Ces Eaux coulent dans un petit Village du Forez à une lieue de Boën, & à une demi-lieue du Chapitre de Leigneu. Elles ſont froides & très-riches en fluide élaſtique. Elles contiennent du fer, de l'alcali minéral & des terres calcaires.

EAU DE SALLE-EN-DONZY, *page 96.*

A Salle-en-Donzy, Village distant d'une petite lieue de Feurs, on trouve dans la basse-cour d'un paysan, un bassin d'Eau thermale qui a été en usage autrefois. La chaleur de cette Eau n'est supérieure que de cinq degrés à la température de l'atmosphere, parce qu'elle est mélangée avec de l'Eau commune; elle tient en dissolution très-peu de principes minéraux.

EAU DE VALS, *page 98.*

Les Eaux de Vals coulent dans un Bourg du Vivarais à quatre lieues de Langogne, & à six de Viviers. Les sources sont au nombre de cinq; elles sont peu distantes du Bourg de Vals & du torrent de la Volane. Comme l'Eau de la Marquise est la plus propre à être transportée & qu'elle a produit les meilleurs effets en médecine, je me suis principalement attaché a connaître les principes qui la minéralisent; mes recherches m'y ont fait découvrir du fluide élastique, du fer, de la terre absorbante, de la terre vitrifiable, du sel marin, & de l'alcali minéral.

VIC-LE-COMTE EN AUVERGNE, *page 108.*

Vic-le-Comte est une petite Ville de la Basse-Auvergne à trois petites lieues d'Issoire, & à six de Clermont. La premiere source minérale qu'on appelle Sainte-Marguerite ou du Cornet, se trouve sur la rive droite de l'Allier à demi-lieue de Vic-le-Comte. Elle prend sa source dans une montagne située du côté du matin, de laquelle on tire du plâtre & des terres calcaires. La seconde source qui est celle du Tambour, coule de l'autre côté de l'Allier au Nord-est de la Ville.

Les principes qui minéralisent la fontaine de Sainte-Marguerite ou du Cornet, sont du fer, de la terre calcaire, du sel marin & de l'air fixe. l'Eau de la fontaine du Tambour tient en dissolution les mêmes principes minéraux; mais elle contient de plus, du sel de glauber.

Fin de la Table.

www.ingramcontent.com/pod-product-compliance
Ingram Content Group UK Ltd.
Pitfield, Milton Keynes, MK11 3LW, UK
UKHW012225240726
13966UKWH00003B/953

9 782012 878129